Nihar Ranjan Naik

Avaliação da força de ligação à tração em revestimentos de próteses moles

Nihar Ranjan Naik

Avaliação da força de ligação à tração em revestimentos de próteses moles

ScienciaScripts

Imprint

Any brand names and product names mentioned in this book are subject to trademark, brand or patent protection and are trademarks or registered trademarks of their respective holders. The use of brand names, product names, common names, trade names, product descriptions etc. even without a particular marking in this work is in no way to be construed to mean that such names may be regarded as unrestricted in respect of trademark and brand protection legislation and could thus be used by anyone.

Cover image: www.ingimage.com

This book is a translation from the original published under ISBN 978-620-2-07464-3.

Publisher:
Sciencia Scripts
is a trademark of
Dodo Books Indian Ocean Ltd. and OmniScriptum S.R.L publishing group

120 High Road, East Finchley, London, N2 9ED, United Kingdom
Str. Armeneasca 28/1, office 1, Chisinau MD-2012, Republic of Moldova, Europe
Printed at: see last page
ISBN: 978-620-7-89317-1

ÍNDICE

RECONHECIMENTO

Em primeiro lugar e acima de tudo, agradeço ao poder supremo "**DEUS**" por me ter dado energia, inspiração e coragem para concluir esta tarefa. Ele continua a ser a fonte divina da minha vida.

A adversidade é quase um dos nossos melhores professores. Mesmo as pessoas que, de alguma forma, se apoderaram da nossa imaginação mais mesquinha, que nos violaram de alguma forma, também a essas pessoas é devida a sua honra pelo que nos ensinaram. Quero reconhecê-las pela orientação que me deram; no entanto, esta página foi especialmente concebida para reconhecer as pessoas que mais se destacaram para mim e contribuíram para este trabalho e que também moldaram diretamente a minha vida e carreira.

Nenhum conhecimento estaria completo sem experiência e eu tenho muita sorte em ter recebido o extrato de uma experiência considerável e a palavra de sabedoria do meu venerado e erudito guia **Dr. Shailendra Kumar Sahu**. Ele cuidou muito bem de mim e deu-me soluções práticas para todos os meus problemas. Desde já, quero exprimir-lhe a minha infinita gratidão por ter preservado o seu encorajamento, as suas críticas escolásticas e construtivas e as suas sugestões úteis e inabaláveis ao longo deste estudo.

As frases não são suficientes para exprimir a minha gratidão ao **Dr. B. K. Motwani**. Estou-lhe grato pela constante fonte de inspiração que me proporcionou para me destacar ao longo do estudo. As palavras são inadequadas para registar a minha profunda gratidão para com ele.

As minhas últimas palavras vão para o meu pai, **Dr. Binod Bihari Naik**, para a minha mãe **Tapaswini Naik,** para a minha mulher **Priyanka Naik**, para o meu irmão **Tushar Ranjan Naik**, para a minha cunhada **Priyanka Paramita Naik** e para o meu querido sobrinho **Yohaan Naik,** por me terem proporcionado um ambiente de amor.

Todos podem não ter sido mencionados, mas nenhum foi esquecido.

Dr. Nihar Ranjan Naik

CAPÍTULO 1. INTRODUÇÃO

Os rebordos edêntulos dos utilizadores de próteses completas estão sujeitos a uma força de compressão multidirecional durante a função mastigatória. As forças mastigatórias não são adequadamente controladas nos utilizadores de próteses dentárias devido a uma apropriação inadequada. O limite de tolerância da mucosa da prótese faz com que o indivíduo resista à aplicação de demasiada força. Os materiais rígidos como a liga metálica e o acrílico são razões óbvias para a estabilidade dimensional e a durabilidade.

Uma prótese que tenha sido satisfatória tanto para o doente como para o dentista pode perder gradualmente a sua estabilidade e retenção devido a alterações nos tecidos de suporte e desarmonia oclusal. A instabilidade e a folga não são apenas incómodas para o doente, mas também prejudiciais para o ambiente oral. O movimento excessivo da base da prótese pode ser um fator que contribui para a inflamação dos tecidos, bem como para a hiperplasia papilar. Além disso, pode induzir uma maior reabsorção do rebordo.

Uma prótese amovível pode necessitar de um novo revestimento da superfície do entalhe em resultado de alterações dos tecidos ao longo do tempo. O revestimento duro do lado da cadeira é mais fácil, mais rápido e mais conveniente do que a utilização do sistema de revestimento de laboratório e tem sido utilizado para reproduzir as características morfológicas dos tecidos moles orais diretamente na prótese mal ajustada e recuperar a sua adaptação ao rebordo residual.

O revestimento é o procedimento utilizado para recobrir o lado do tecido da prótese com um novo material de base, produzindo uma adaptação exacta à área da base da prótese. Os materiais de revestimento foram classificados por Mccabe JF 1987 em:

1- Material de revestimento duro.

2- Amaciadores de tecidos.

3- Forros macios.

Os revestimentos macios ou resilientes também foram classificados pela Philips em 1982 em resina acrílica plastificada e borracha de silicone, ambos os revestimentos podem ser encontrados em revestimentos auto-polimerizados ou processados em laboratório. Os materiais de revestimento macios são utilizados para pacientes que não conseguem tolerar uma base de prótese dura devido a uma reabsorção avançada do rebordo alveolar residual ou devido à presença de uma mucosa fina e relativamente pouco resistente, rebaixos ósseos, bruxismo, xerostomia e quando as próteses se opõem à dentição natural.

O reembasamento da prótese é indicado quando a prótese ainda mantém a dimensão vertical correcta, a relação de oclusão cêntrica e o aspeto estético. Quando a prótese carece de uma destas características, para além de um ajuste comprometido da base da prótese, deve ser considerada a possibilidade de voltar a fabricar a prótese.

A utilização de revestimentos de próteses moles é um complemento importante no tratamento de doentes com próteses totais e parciais, particularmente aqueles que estão clinicamente comprometidos. A utilização destes materiais actua como uma almofada para a mucosa portadora da prótese através da absorção e redistribuição das forças transmitidas à área de tensão do rebordo edêntulo, sendo capazes de restaurar a saúde da mucosa inflamada

Os revestimentos macios são utilizados para distribuir uniformemente as forças aplicadas aos tecidos moles durante a função. A superfície de contacto com os tecidos da prótese é coberta com o revestimento macio e espera-se que esta estrutura revestida tenha um efeito de cicatrização na mucosa, além de proporcionar conforto ao doente. Os revestimentos de próteses moles têm vários problemas associados à sua utilização, como a perda de suavidade, a sorção de água, a colonização de Candida Albicans e a falha de adesão entre o revestimento e a base da prótese, pelo que é necessária uma avaliação clínica frequente e a substituição periódica do revestimento de próteses moles.

Os principais requisitos para revestimentos resilientes de longa duração são, nomeadamente, a resiliência permanente, a elevada estabilidade dimensional e a boa adesão à base da prótese, a resistência adequada ao rasgamento e a compatibilidade com o tecido oral.

Uma boa ligação entre o material de revestimento e o material da base da prótese é importante porque um dos problemas mais graves com estes materiais é a falha de ligação entre os revestimentos de prótese resilientes e a base da prótese. A falha de ligação cria uma superfície potencial para o crescimento bacteriano, placa bacteriana e formação de cálculo.

Uma ligação fraca também diminuirá a resistência da prótese e causará fracturas. Quaisquer propriedades favoráveis de um revestimento de prótese são inúteis na ausência de uma boa ligação ao material de base da prótese. Uma variedade de parâmetros afecta a ligação entre o revestimento resiliente. Os materiais de revestimento resilientes e a base da prótese, incluindo a absorção de água, a utilização de primário de superfície e a composição da base da prótese.

A resina acrílica de polimerização a quente tem sido o material de base de prótese mais comum. Este material é preferido como resina de base de prótese devido às suas propriedades físicas e estéticas, bem como à disponibilidade do material, ao custo razoável e à facilidade de manipulação. No entanto, a resistência mecânica dos materiais de base de prótese à base de polimetacrilato de metilo está longe de ser ideal para manter a longevidade das próteses. As modificações mecânicas melhoram a resistência da ligação, aumentando a área de superfície e a retenção mecânica. Os solventes orgânicos, como o acetato de etilo, o cloreto de metileno e o clorofórmio, provocam a corrosão da superfície das resinas de base de prótese e aumentam o encravamento mecânico, melhorando assim significativamente a resistência da ligação entre a base de prótese acrílica e a resina de reparação. Os tratamentos químicos ou mecânicos alteram a morfologia ou a química da superfície do material de base de resina acrílica para promover uma melhor adesão

Os estudos mostraram que a resina de base de prótese altamente reticulada recentemente desenvolvida pode restringir a disponibilidade de monómeros para formar o polímero entrelaçado entre a resina de base de prótese e a resina de reembasamento, comprometendo assim a força de ligação.

Observou-se que a ligação entre o revestimento macio e o material de base da prótese termopolimerizável é fraca por natureza, o que leva ao alojamento de alimentos e ao crescimento bacteriano. Assim, é necessário melhorar a ligação entre o revestimento macio e a resina de base de dentadura termopolimerizável. Neste estudo específico, serão testados diferentes tipos de tratamentos de superfície para descobrir qual a melhor opção para melhorar a ligação entre o revestimento macio atualmente utilizado e a resina de base de dentadura termopolimerizável. Assim, é necessário efetuar este estudo específico.

CAPÍTULO 2. REVISÃO DA LITERATURA

Travaglini EA, Gibbons P, Craig RG (1960)[3] explicou que os revestimentos resilientes para dentaduras são utilizados com a esperança de minimizar a pressão e reduzir o trauma nos tecidos de suporte sem sacrificar o contacto. Os materiais de revestimento macio autopolimerizáveis têm sido utilizados em materiais de revestimento temporário aplicados diretamente na boca, para condicionar os tecidos traumatizados por dentaduras antigas.

Foram sugeridos vários requisitos para um material bem sucedido: facilidade de processamento, estabilidade das dimensões durante e após o processamento, baixa absorção de água, resistência de ligação adequada à resina de base de prótese rígida, elevada resistência à abrasão, resiliência permanente, estabilidade da cor, ausência de efeitos adversos na base da prótese, tais como distorção, perda de resistência, fissuração ou branqueamento.

A dureza shore A máxima de dez revestimentos resilientes foi determinada após a cura e em intervalos após armazenamento em água destilada a 25^0 c. Os produtos plastificados com álcool tiveram um aumento rápido da dureza, enquanto outros polímeros de resina acrílica ou copolímeros plastificados com líquidos oleosos mostraram alterações menos rápidas da dureza quando armazenados em água.

Os revestimentos de borracha de silicone não tinham fluxo, enquanto a maioria dos materiais de revestimento de resina acrílica tinha uma quantidade moderada de fluxo.

Elick J.D. et al (1962)[6] avaliaram os valores de aderência de diferentes materiais de revestimento. Concluíram que os revestimentos resilientes de base acrílica tinham um valor adesivo de 80-112 libras/polegada quadrada, enquanto o silicone apresenta menos de 7 libras. Para utilização clínica dos materiais de revestimento, 10 libras por polegada seria satisfatório.

Perry W. Bascom (1966)[7] avaliou as propriedades do material resiliente da base da prótese. As dentaduras foram usadas por pacientes que sofriam de feridas na boca de origem múltipla. Os resultados indicaram que os doentes com lúpus eritematoso e dentaduras crónicas tinham conforto e que os doentes irradiados tinham uma excelente tolerância dos tecidos quando utilizavam estes materiais de revestimento resilientes, apesar de terem uma crista pobre. O branqueamento foi observado em todas as próteses revestidas com resinas acrílicas, enquanto o branqueamento foi observado apenas em 86% das próteses revestidas com silicone. Foi observada mancha em todas as próteses revestidas com silicone, mas a mesma foi observada em todas as próteses revestidas com silicone.

John L. Saucer Jr (1966)[8] Se um revestimento de prótese não aderir a uma base de prótese de resina, outras propriedades desejáveis que o material de revestimento possa ter serão inúteis. O resultado mostrou que as propriedades de ligação são satisfatórias.

Finn Tengs Christensen (1971)[9] explicou diferentes técnicas de reembasamento para próteses removíveis. O método de revestimento em asa para próteses completas é um procedimento de técnica laboratorial eficaz que permite o controlo da dimensão vertical da oclusão durante o processamento.

Shaffer e filler (1971)[10] determinaram qual a prótese que deve ser revestida primeiro. Quando ambos os rebordos residuais estão bem formados e firmes, a dentadura mandibular é revestida primeiro; mas quando estão presentes quantidades excessivas de tecidos moles, particularmente no rebordo residual mandibular, a dentadura maxilar é revestida primeiro. A base mais estável aumenta a probabilidade de manter a oclusão desejada.

M. H. Reisbick (1971)[11] investigou o efeito de um revestimento de molde de silicone na adaptação da base da dentadura maxilar ao seu molde de processamento. Também foi feita uma avaliação subjectiva das características da superfície da resina acabada que é processada contra o silicone. Os resultados do seu estudo indicam que não ocorre uma maior contração na área palatina quando é utilizado um revestimento de silicone. Além disso, não foi observada qualquer diferença subjectiva quanto ao carácter da superfície do acrílico acabado.

E. R. Bernhausen (1971)[12] O objetivo deste estudo era fabricar uma prótese que fosse confortável para pacientes que têm um baixo limiar de dor e que apresentam uma estrutura anatómica desfavorável para assentar as próteses habituais. O objetivo dos procedimentos técnicos apresentados é reduzir as forças que são transmitidas aos tecidos residuais sob a base da prótese. As próteses dentárias de resina acrílica fixadas com uma camada intermédia de material de silicone resiliente entre os dentes e a base da prótese podem ter algum mérito, porque o movimento tridimensional permite o movimento independente de cada um dos dentes sujeitos a ligação. As forças dos contactos funcionais e não funcionais dos dentes parecem ser amortecidas e, por isso, não são totalmente transmitidas através da base da prótese.

Edgar N. Starcke et al (1972)[13] explicaram as propriedades físicas dos materiais de condicionamento dos tecidos utilizados na moldagem funcional. Os materiais que são aplicados à superfície dos tecidos de uma prótese ou moldeira de impressão registam a topografia e a posição da sede basal e dos tecidos dos bordos tal como existem num estado funcional.

O material utilizado para a impressão funcional deve ser plástico, enquanto o utilizado para o condicionamento dos tecidos deve ser macio e resistente.

Steven M. Kinglier et al (1973)[14] explicaram o efeito de diferentes agentes comuns em materiais de reembasamento macio temporário intermediário. Concluíram que certos agentes químicos, especialmente os produtos de limpeza de próteses comerciais, podem causar alterações no material do reembasador temporário num período de tempo muito curto. Recomendaram que a limpeza de dentaduras com revestimentos temporários macios consiste em limpar as superfícies externas e dentárias com uma escova macia e pasta de dentadura e o material de revestimento temporário macio com algodão sob água corrente fria.

Chiayi shen et al (1984)[15] explicaram a resistência das reparações de próteses dentárias como sendo influenciada pelos tratamentos de superfície. Os espécimes foram fabricados a partir de duas marcas diferentes de resinas de dentadura curadas pelo calor, permatone e Lucitone. Foram utilizados dois métodos de tratamento de superfície: limpeza com água destilada num banho de ultra-sons e imersão em solvente de clorofórmio durante 5 segundos. Foram também testados dois métodos de reparação: a cura a quente com o mesmo material e a cura a frio com uma resina de cura a frio. Os resultados deste estudo indicam que o tratamento da superfície fracturada com clorofórmio melhora a qualidade dos locais para a ligação, mas um contacto mais prolongado com o clorofórmio pode prejudicar a estrutura da prótese de PMMA na superfície de reparação.

Roy Mc Mordic e Gorlon E.K. (1989)[16] O revestimento resiliente de silicone requer a aplicação de um primário na superfície da dentadura, considerando a importância do primário. Foram utilizados três primários: Viz. 4040, S-2260 , 1200 fabricados pela Dow cornes. Todos foram utilizados para colar o silastic 891 ao polimetilmetacrilato. O controlo foi estabelecido através do processamento de material silastic 891 em material lucitone 199 sem utilização de primário.

Todos os primários melhoraram a força de ligação, enquanto o controlo mostrou uma força de ligação de 12,8 lbs, a amostra experimental mostra 38,3, 25 e 21,7 lbs para 4040, S-2260 e 1200, respetivamente. Na maioria dos espécimes em que foi utilizado o primário, a natureza da falha foi coesiva. Os resultados indicam claramente que os revestimentos de silicones requerem a utilização de um primário se tiverem de manter a aderência à resina acrílica.

Zafrulla K, Jack M e Stephen C (1989)[17] Avaliaram a força necessária para dois intervalos de tempo diferentes, 48 horas e 30 dias após o armazenamento em água destilada a **370C**. As resinas Tru-soft, Esschem e Molloplast B falharam coesivamente quando testadas às 48 horas. Quando testadas após 30 dias de armazenamento, a resina Tru-soft e a resina Molloplast B falharam coesivamente, enquanto a resina Esschem falhou adesivamente. A Tru-soft mostrou um aumento da força de ligação durante o armazenamento. Durante o armazenamento, a resistência da ligação diminuiu nas outras duas resinas, mas os valores foram muito superiores aos obtidos com a resina Tru-soft. Pode concluir-se que a exposição à humidade pode reduzir a resistência de aderência dos revestimentos resilientes.

Fumarki K et al (1991)[18] investigaram a influência dos materiais de revestimento macios na distribuição da pressão. As propriedades dos materiais de revestimento macios foram investigadas através de um ensaio de fluência estática e de um ensaio de distribuição da pressão. Foram utilizados seis materiais: Hydrocast, Viscogel, Soft tone, FITT, Soft liner e Coecomfort. A pressão sobre a placa de ensaio foi distribuída uniformemente sobre os materiais de revestimento macios. Os materiais de revestimento macios actuaram como uma almofada para a força externa.

A variação das pressões aumentou com o tempo no caso dos materiais de tom suave, de tom suave ou de linha suave, mas diminuiu com o tempo no caso dos materiais de conforto. Os resultados do estudo sugerem que o material de revestimento macio actua para distribuir a tensão funcional. A espessura de 3 mm do material de revestimento macio é a mais adequada para melhorar a distribuição da pressão nos tecidos de suporte sob tensão. Se não for utilizada uma espessura de 3 mm, o material deve ser substituído no prazo de alguns dias.

Fumarki K et al (1992)[19] comparou a força de ligação de seis revestimentos de prótese macios à resina de base de prótese. Os materiais utilizados para o estudo foram prolastic, vinasoft, Flexor, Molloplast- B, Novus e Supersoft. Os espécimes acrílicos foram feitos em lucitone. Primeiro, os espécimes foram processados com um espaçador metálico entre eles e no espaço foram colocados os revestimentos resilientes para processamento posterior.

A modificação da metodologia convencional consiste no facto de, em vez de se utilizar gesso dentário como meio de revestimento, se utilizar borracha de silicone dura e flexível para permitir uma fácil remoção das amostras processadas.

Depois de submeter as amostras à máquina de testes universal, foram obtidos os resultados para os seis grupos de espécimes. A força de ligação média variou entre 9,6 e 26,1 kg/cm^2 . A resistência de união mais baixa foi obtida com prolastic a 9,6 kg/cm^2 . A força de ligação mais elevada foi observada com Novus ligado a 26,1 kg/cm^2 . A resistência de união do Novus foi obtida utilizando o agente de união recomendado. Neste grupo, o prolastic apresentou a resistência de ligação mais baixa e falhou coesivamente sob tensão de tração. A falha adesiva foi observada com o Flexor. O Vinasoft falhou tanto adesiva como coesivamente. No segundo grupo, o super soft e o Molloplast B apresentaram falhas coesivas.

Gregory L.P. (1992)[20] comparou a força adesiva de três materiais de revestimento de próteses resilientes com diferentes composições químicas quando ligados a uma resina de base de prótese curada com luz visível (VLC). A resistência adesiva ao cisalhamento foi avaliada utilizando um modelo simples de junta sobreposta. Foram utilizados três agentes de ligação diferentes e o efeito da água na força de ligação foi avaliado através de uma série de amostras testadas após armazenamento durante 4 meses. Os resultados mostraram que todos os materiais de revestimento eram aceitáveis para utilização clínica, mas que o armazenamento em água reduziu a sua força de ligação à resina VLC.

Dootz E.Z. , Kozan A e Craig RG(1993)[21] compararam a resistência à tração, a percentagem de alongamento, a dureza, a resistência ao rasgamento e a energia de rasgamento de oito polímeros ou copolímeros plastificados, dois silicones e um fluoroelastómero de polifosfazeno. Os testes foram efectuados 24 horas após a preparação da amostra e repetidos após 900 horas de envelhecimento acelerado num dispositivo Weather-Ometer. Os dados indicaram uma vasta gama de propriedades físicas para materiais de revestimento de próteses moles e mostraram que o envelhecimento acelerado afectou drasticamente as propriedades físicas e mecânicas de muitos dos elastómeros. Nenhum forro de prótese macia provou ser superior a todos os outros. Os dados obtidos devem fornecer aos médicos informações úteis para a seleção de materiais de revestimento de próteses moles para os doentes.

Omer K(1994)[22] Comparar a resistência da ligação à tração e a resistência da ligação à rutura de revestimentos resilientes através de um ensaio de 180 graus de rutura e de resistência à tração de topo. Setenta e dois espécimes foram divididos em grupos de espécimes de ligação por descasque e de ligação por tração e foram depois subdivididos em quatro grupos de teste e foram depois subdivididos em quatro grupos de teste e foram depois subdivididos em quatro grupos de teste e foram depois subdivididos em quatro grupos de teste para avaliar cada revestimento resiliente Viz. Molloplast B , Novus , Super soft e Palasiv -62.

Os ensaios foram realizados com uma máquina de ensaios instron a uma velocidade de cruzamento de 2 mm/min. para os espécimes de tração e 5 mm/min. para os espécimes de descasque.

O revestimento resiliente supermacio apresentou um modo de falha coesivo e os valores mais elevados de resistência de ligação (3,090 N/mm e 5,067 N/mm) com tensão de descasque e de tração.

O revestimento Molloplast -B apresentou um modo de fracasso tanto adesivo como coesivo e valores mais baixos de resistência à tração e ao descolamento (0,746 N/mm e 0,646 N/mm). A análise dos valores de resistência à tração e ao descolamento indicou uma diferença significativa entre os revestimentos resilientes, à exceção dos materiais Novus e Palasive-62 nos ensaios de tração. As diferenças nos métodos de teste podem levar a variações na avaliação das características de resistência de união de um revestimento resiliente ao PMMA. A resistência de ligação à tração do super macio foi de 5,067 N/mm^2 , enquanto que no teste de descasque apresentou 3,090 N/mm^2 , o que indica que a conceção do teste pode influenciar os resultados.

Wright P.S. (1994)[23] observou a utilização a longo prazo de um material de revestimento macio para próteses completas mandibulares. Neste estudo, foram observados 22 pacientes que receberam materiais de revestimento macio Molloplast- B nas suas próteses completas mandibulares durante 9 anos. Os revestimentos macios foram avaliados quanto à integridade física, detalhes da superfície, adesão à base da prótese, cor e odor. Com a análise dos dados obtidos, os autores concluíram que, embora alguns pacientes tenham necessitado de tratamento de manutenção durante esse período, o material de revestimento macio durou mais do que os dentes de acrílico em muitos casos e o desgaste oclusal foi o motivo mais comum para a necessidade de substituir as próteses completas.

Emmer TJ et al (1995)[24] Os revestimentos de dentaduras moles permanentes não têm uma ligação duradoura às dentaduras. A descolagem ocorre em condições não higiénicas. Avaliaram as características de descolagem de cinco revestimentos de dentaduras moles. Foi feita uma comparação entre dois revestimentos resilientes fotopolimerizáveis (TRIAD e ASTRON) e três revestimentos macios termopolimerizáveis (MOLLOPLAST B, PERMASOFT, SUPER SOFT). Foram processados blocos de prótese Lucitone de 100 x 80 x 10 mm e, a partir daí, foram preparados espécimes mais pequenos de 10x10x5 mm. Tanto o material de revestimento fotopolimerizável como o termopolimerizável foram colocados entre os espécimes acrílicos e processados. Metade das amostras foi testada 24 horas após o processamento e a outra metade foi armazenada em água e testada após seis meses. A tensão máxima de tração antes da falha, o modo de falha e o tempo total decorrido antes da falha foram avaliados utilizando uma máquina de ensaios universal. Os materiais de cura ligeira mostraram um tipo de falha frágil que ocorreu de forma coesa.

O material de revestimento Molloplast - B falhou de forma dúctil mas coesiva. Em contrapartida, o Perma soft e o Super soft falharam de forma adesiva ou mista. Após uma imersão em água de seis meses, todos os materiais tenderam a tornar-se mais frágeis, tal como evidenciado pelo curto período de tempo decorrido até à rotura. A resistência à rotura da tríade aumentou de 7,43 Mpa para 12,4 Mpa, a do supermacio aumentou de 2,94 Mpa para 7,09 Mpa, a do Astron de 2,60 Mpa para 7,80 Mpa, a do Molloplast -B de 1,21 Mpa para 2,09 Mpa e a do it aumentou de 1,50 Mpa para 1,83 Mpa.

Tarika Arima et a(1995)[25] Foram efectuados testes de resistência à flexão transversal e testes de sorção de água e solubilidade para comparar as propriedades da resina de revestimento autopolimerizante altamente reticulada com as da resina de revestimento autopolimerizante convencional não reticulada. A relação entre a composição e as propriedades das resinas de revestimento autopolimerizáveis também foi investigada. As resinas de reembasamento altamente reticuladas e as que continham principalmente poli(metacrilato de metilo) e metacrilato de metilo apresentaram uma resistência à flexão transversal e um módulo de elasticidade mais elevados do que as outras resinas de reembasamento (p<0,01). As resinas de reembasamento altamente reticuladas também tiveram uma sorção de água significativamente menor do que as outras resinas de reembasamento (p<0,01). As resinas de reembasamento, com exceção de uma, tinham uma solubilidade significativamente mais elevada do que as resinas acrílicas de base de dentadura polimerizadas pelo calor (p<0,01).

Moodhy (1996)[26] avaliou a força de ligação do material de revestimento resiliente Viz coe supersoft, Molloplat - B e Novus a várias resinas de base de dentadura como TS 1195, Trevalon e lucitone 199. Os blocos de resina acrílica de tamanho 50x10x3 mm foram preparados cortando as resinas acrílicas preparadas que eram de tamanho 50x60x3 mm. Antes da aplicação do revestimento, foi aplicado um primário nas superfícies rugosas dos blocos de acrílico.

Após o processamento dos revestimentos, os espécimes foram submetidos a uma máquina de ensaio de materiais com o instrumento llyod, que estava ligado a um computador compatível com IBM. Os espécimes foram deformados a uma velocidade cruzada de 20 mm por minuto.

A falha adesiva de materiais de revestimento resilientes ao PMMA é um problema que se verifica clinicamente.

Foram observadas diferenças significativas nas resistências ao cisalhamento entre os revestimentos resilientes seleccionados e os materiais de base da prótese. Os espécimes Coe- super soft falharam principalmente de forma coesiva. O Molloplast-B falhou sempre de forma coesiva e os espécimes Novus falharam sempre de forma adesiva. Por conseguinte, era evidente que a força de ligação dos espécimes Molloplast-B e Coe super soft. Os espécimes excederam a resistência coesiva (154,6 N e 250,3 N, respetivamente). A força de adesão do Novus foi dependente do material de base da prótese e foi maior com lucitone 199 e TS 1195 (249,6 N e 289,4 N, respetivamente)

Moodhy Al-Athels et al (1997)[27] Os revestimentos resilientes de silicone possuem a maioria das propriedades necessárias para revestimentos de próteses, no entanto, aderem mal à base da prótese. Investigaram para avaliar microscopicamente a natureza da interface. Neste estudo, foi utilizado um revestimento de silicone curado a quente (Molloplast-B) e três materiais de base de prótese acrílica disponíveis no mercado.

Cada amostra de teste composta por Molloplast- B que foi colada a ambos os lados dos materiais de base da prótese foi utilizada neste estudo.

O exame SEM revelou que os três materiais de base de prótese variavam na natureza das suas interfaces com o revestimento de prótese. Foi observada uma junção satisfatória quando o revestimento foi embalado contra bases acrílicas não curadas. Após o envelhecimento em água, a interface forro/base de dentadura apresentou numerosas lacunas largas com ligeiras alterações na textura da superfície do Molloplast-B. Este facto pode ser atribuído à sorção de água pelo forro. Este facto pode ser atribuído à sorção de água pelo revestimento e ao subsequente inchaço da sua estrutura.

Nancy L. Jacobsen et al (1997)[28] avaliaram os efeitos de uma preparação específica com jato de areia ou laser na ligação interfacial de revestimentos resilientes de polimetacrilato de metilo e silicone e de polimetacrilato de etilo.

A alteração da superfície do polimetacrilato de metilo através de jato de areia reduziu significativamente a resistência à rutura das amostras de polimetacrilato de metilo / polietilmetacrilato / silicone. A aplicação de revestimentos resilientes ao polimetacrilato de metilo não tratado (superfície lisa) produz resistências ao destacamento mais elevadas.

A alteração da superfície do polimetacrilato de metilo através da aplicação de energia laser de óxido de carbono para formar um padrão de grelha produziu forças de descasque mais baixas que foram estatisticamente significativas em relação aos controlos para as amostras de polimetacrilato de metilo / polietilmetacrilato, mas não para as amostras de polimetacrilato de metilo/silicone. As forças de descasque do polimetacrilato de metilo não tratado / polimetacrilato de etilo foram significativamente mais elevadas do que as do polimetacrilato de metilo / silicone.

David R. Radford et al (1997)[29] investigaram as características da superfície das superfícies maquinadas de resina acrílica curada pelo calor, molloplast B e novus. A microscopia eletrónica de varrimento e a microscopia confocal foram utilizadas para investigar as superfícies que tinham sido preparadas com instrumentos rotativos clínicos adequados. A broca de carboneto de tungsténio produziu uma superfície mais lisa e sem ranhuras do que a broca de aço na resina acrílica. As superfícies mais rugosas foram produzidas nos materiais de revestimento macios pela banda arbor e pela pedra de molloplast. Este estudo mostra que cada tipo de instrumento rotativo produz a sua própria superfície caraterística nos materiais de base de prótese e que é necessário ter cuidado ao selecionar o instrumento mais apropriado para ajustar as bases de prótese. Isto é para reduzir a possibilidade de formação de superfícies rugosas que podem promover a aderência e colonização microbiana.

Aydin AK, Terrioglu H (1999)[30] Efectuou um estudo sobre a força de ligação e a análise de falhas de materiais de revestimento para resina de dentadura.

Foram utilizados dois liners duros e três macios. Paladent-20, um PMMA convencional curado pelo calor, foi utilizado como resina de base da prótese e como material de controlo.

A força de ligação e as propriedades de adesão dos revestimentos ao PMMA foram comparadas através de um ensaio de tração e de um analisador de microscópio eletrónico de varrimento. Após a cura, foi aplicado um processo de envelhecimento e as amostras foram imersas e armazenadas em água destilada a 37 graus e retiradas em determinados intervalos de envelhecimento de 0, 15, 30 e 90 dias para análise.

Os espécimes foram processados para o ensaio de tração e 24 amostras para o ensaio de fratura. Foram avaliadas as alterações nas propriedades mecânicas e os resultados de SEM das superfícies aderidas. A tríade tem a resistência à tração mais próxima (18 Mpa) do controlo (36,4 Mpa), indicando a ligação mais forte entre a base e o revestimento. Também durante o processo de envelhecimento, foi observada a formação de uma melhor adesão nas micrografias SEM do estudo SEM, verificou-se que o Molloplast B também tem uma capacidade de enchimento muito boa.

Amany El. Hadary et al (2000)[4] compararam a sorção de água, a solubilidade e a resistência à tração de um revestimento suave à base de silicone curado pelo calor (Luci-sof) e de um revestimento suave de resina acrílica autopolimerizada (Permasoft). Para a sorção e solubilidade da água, os materiais foram processados sob a forma de discos de 45 mm de diâmetro e 1 mm de espessura. Estes espécimes foram armazenados em água e testados após uma, quatro e seis semanas. Estes discos foram inicialmente pesados três vezes por dia com uma precisão de 0,0001 g com uma balança analítica até se obter um peso constante e as leituras foram tomadas como W1 (peso inicial do espécime), W2 (peso do espécime após absorção/dessorção de água destilada), W3 (peso seco após qualquer componente ter sido lixiviado).

Para a resistência à tração, foram processados revestimentos macios com 3 mm de espessura entre dois blocos de PMMA com 25 mm de diâmetro e 25 mm de altura. Metade dos espécimes foram testados após 48 horas de armazenamento em água e a outra metade foi testada após 12 semanas de armazenamento. Os espécimes foram submetidos a testes de carga na máquina Instron a uma velocidade de cruzamento de 2 mm/min.

Concluíram que, com base numa menor sorção e solubilidade da água e numa maior resistência à tração, o Luci-soft pode proporcionar um melhor sucesso clínico.

Yutaka Takahashi et al (2000)[31] demonstraram no seu estudo que as resistências de equilíbrio a longo prazo de 4 polímeros de revestimento de próteses (Acron, Acron MC, Triad, Palapress Vario) processados em 4 polímeros de base de prótese (Triad, Rebaron, Rebaron LC, Tokuso Rebase) eram diferentes. A resistência da amostra revestida de uma base de dentadura depende da resistência do polímero da base de dentadura e do polímero do revestimento.

Nesrin Anil e Canan Hekimoglu et al (2000)[32] investigaram a microinfiltração na interface de vários materiais de revestimento macios e materiais de base. Concluíram que a microinfiltração dos materiais de revestimento Mucopren e Molloplast B era a mais baixa. O processo de envelhecimento não afectou significativamente as características de microinfiltração dos materiais Simpa, Flexor, Mucopren (silanizado) ou Tokuyama. Os materiais Molloplast B, Mucopren (não silanizado) e Ufigel P devem diminuir significativamente as propriedades de microinfiltração após o envelhecimento.

Eiichi Nagai et al (2001)[33] concluíram que a resistência mecânica de uma base de prótese acrílica reparada pode ser melhorada através do pré-tratamento da superfície com cloreto de metileno. O reforço com fibra de vidro e o pré-tratamento com cloreto de metileno produziram uma melhor resistência transversal e um módulo de elasticidade.

Yutaka Takahashi, John Chai (2001)[34] relataram o efeito de cinco tratamentos de superfície na força de ligação estabelecida entre três materiais de revestimento de prótese e uma resina de base de prótese.

Colunas cilíndricas de materiais de reembasamento de prótese foram coladas a colunas de resinas de base de prótese que receberam um dos tratamentos de superfície: aplicação de diclorometano, o monómero da resina de base de prótese, o agente de ligação recomendado ou o monómero do material de reembasamento de prótese, polimento com papel de carboneto de silício de 240 grãos e abrasão a ar. Foi incluído um grupo de controlo sem tratamento de superfície para cada material. Os espécimes foram imersos em água durante 1 dia e depois submetidos a ciclos térmicos. Foi registada a força com que a ligação falhou sob cisalhamento. A resina de base de prótese utilizada foi Lucitone 199 e os materiais de revestimento de prótese utilizados foram Kooliner, material de revestimento Triad VLC e material de revestimento GC.

Nenhum dos tratamentos de superfície utilizados alterou significativamente a força de ligação entre o Kooliner e uma resina de base de prótese. A força de ligação do Kooliner tratado com diclorometano foi significativamente mais baixa do que a obtida com o agente de ligação Triad-Triad e as combinações de monómeros de base de prótese de reembasamento GC. Estas combinações atingiram as resistências de ligação mais elevadas entre os vários tratamentos de superfície dos respectivos materiais de reembasamento. Assim, aconselharam que o agente de ligação Triad e o monómero da base de prótese fossem utilizados nos respectivos materiais de reembasamento ao reembasar a resina da base de prótese utilizada neste estudo.

Robert GJ e Moodhy S (2002)[35] encontraram algumas variáveis que influenciam a força de ligação entre o PMMA e o material de revestimento de prótese de silicone. O material de revestimento de prótese resiliente utilizado neste estudo foi o Molloplast B e a resina acrílica de base de prótese foi o Trevalon. Os espécimes foram divididos em três grupos para os testes de tração e de cisalhamento. No primeiro grupo, o Molloplast B foi embalado contra uma resina de base de prótese rugosa pré-polimerizada. No segundo grupo, o Molloplast B foi embalado contra uma resina de base de prótese lisa pré-polimerizada e, no terceiro grupo, o Molloplast B foi embalado contra uma massa de PMMA.

O ensaio de resistência à tração foi efectuado com uma máquina de ensaio de instrumentos Lloyd ligada a um computador compatível IBM.

A resistência à tração diferiu significativamente entre os três grupos, sendo o valor mais elevado para a massa de resina acrílica PMMA (2,82 N/mm^2), seguido da superfície lisa (2,02 N/mm^2) e da superfície rugosa (1,72 N/mm).[2]

Garcia Renata Rodrigues et al (2003)[36] avaliaram os efeitos de um produto de limpeza de próteses dentárias na alteração de peso, rugosidade e resistência de união à tração de 2 materiais de revestimento resiliente de próteses dentárias. Dentro das limitações do seu estudo, concluíram que a rugosidade da superfície e a resistência de união à tração não foram afectadas.

Yasemin Kular-ozkan et al (2003)[37] investigaram o efeito da termociclagem na resistência de união à tração de seis materiais de revestimento macios. Seis revestimentos de dentaduras resilientes à base de silicone comummente utilizados (Ufigel C, Ufigel P, Mollosil, Molloplast B, Permafix e Permaflex) foram escolhidos para a investigação. A força de ligação foi determinada, em tensão, após o processamento para PMMA. Os revestimentos de prótese resilientes para cada grupo (n =24) tinham 10 x10 x3 mm e foram processados entre 2 espécimes de polimetacrilato de metilo.

Foram preparados dois espécimes de PMMA, investindo matrizes de latão com um espaçador de 3 mm de espessura num frasco de dentadura. Os espécimes foram feitos processando os revestimentos de dentadura resilientes contra o bloco de PMMA polimerizado. Após a polimerização, o espaçador de latão foi removido do molde, os 2 espécimes de resina PMMA foram aparados e as superfícies a serem coladas foram alisadas. O bloco de PMMA foi colocado de novo nos moldes e as ligaduras de prótese resilientes foram embaladas no espaço criado pelo espaçador de latão, ensaiadas e polimerizadas.

Metade dos espécimes de cada grupo foram armazenados em água durante 24 horas, e a outra metade foi submetida a uma termociclagem (5000 ciclos) entre banhos de 5° e 55°C. Todos os espécimes foram colocados sob tensão até à rotura numa máquina de ensaios universal a uma velocidade de cruzamento de 5 mm/min. A tensão de tração máxima antes da rotura e o modo de rotura foram registados. O modo de falha foi caracterizado como coesivo, adesivo ou misto, dependendo se a superfície de fratura se encontrava apenas no revestimento macio, apenas na interface base da prótese - revestimento macio, ou em ambos.

Foram encontrados vários graus de resistência de união para os materiais de revestimento macios e foram significativamente diferentes ($P<.05$). Os resultados deste estudo também indicaram que as resistências de união dos materiais de revestimento macios diminuíram significativamente após a termociclagem, exceto o Ufigel C e o Mollosil. Concluíram que o valor adesivo adequado para os materiais de revestimento macio é de 4,5 kg/cm2 e que todos os materiais eram aceitáveis para utilização clínica.

Y Sinasi Sarac, Tarik Basoglu et al (2004)[5] concluíram no seu estudo que o tratamento da superfície com monómero MMA antes da aplicação do adesivo demonstrou valores mais baixos do que a aplicação do adesivo isoladamente. A humidificação com monómero MMA antes da aplicação do adesivo na resina acrílica da base da prótese testada pareceu ser um tratamento de superfície eficaz para reduzir a microinfiltração quando se utilizam revestimentos resilientes à base de silicone.

Rodrigo Nunes Rached, John M. Powers, Altair Antoninha Del Bel cury(2004)[38]
avaliaram a resistência transversal de reparação de uma resina convencional polimerizada a quente (Lucitone 199) e de uma polimerizada por micro-ondas (Acron MC/R) que foram reparadas com estas mesmas resinas e com uma resina acrílica autopolimerizável (Acron MC/R, AR). Os espécimes intactos e reparados apresentaram valores de resistência transversal (MPa) semelhantes, exceto o A-intacto, que foi significativamente mais forte (P<.05) do que os outros materiais testados, bem como os grupos reparados (P<.05). Não foram detectadas diferenças entre os grupos reparados. Os espécimes reparados apresentaram 3 tipos de falhas: adesiva (interface), coesiva (apenas no material de reparação) e mista (interface e material de reparação), com incidências de 2,8, 25 e 72,2%, respetivamente.

Os espécimes intactos e reparados apresentaram valores de resistência transversal (Mpa) semelhantes, exceto o A- intacto que foi significativamente mais forte (P<.05) do que os outros materiais testados, bem como os grupos reparados (P<.05). Não foram detectadas diferenças entre os grupos reparados. Os espécimes reparados exibiram 3 tipos de falhas: adesiva (interface), coesiva (apenas no material de reparação), e mista (interface e material de reparação) com incidências de 2.8, 25 e 72.2%, respetivamente. A resina de autopolimerização apresentou uma resistência de reparação semelhante à encontrada para os materiais convencionais polimerizados por calor e micro-ondas.

Ana Lucia Machado et al (2005)[39] avaliaram o efeito do tempo de armazenamento em água e da desinfeção por micro-ondas na dureza e resistência de união de 2 materiais de revestimento resiliente de silicone (GC Reline extra soft e Dentusil) a uma resina acrílica termopolimerizada (Lucitone 199). A desinfeção por micro-ondas não comprometeu a dureza de nenhum dos revestimentos resilientes nem a sua adesão à resina de base de prótese Lucitone 199.

Mustafa Murat Mutluay (2005)[40] avaliou as propriedades de adesão inicial de materiais de reembasamento duro de cadeira (original truliner, GC reline Hard, Ufigel Hard, Triad Reline, New truliner, Light Liner, Astron LC hard e Flexacryl Hard) a diferentes polímeros de base de prótese removível (Ivoclap plus, paladin 65, palapress vario), bem como a estrutura da interface. Não foram encontradas diferenças significativas entre as resistências de ligação à tração dos materiais de reling duros da cadeira aos polímeros de base de prótese PMMA. A resistência de ligação à tração dos materiais de revestimento e dos polímeros de base de prótese variou entre 8% e 60% da resistência dos polímeros de base de prótese PMMA.

Duygu Sarac et al (2006)[41] examinaram os efeitos dos pré-tratamentos da superfície da resina de base de prótese com diferentes condicionadores químicos antes da aplicação do revestimento resiliente à base de silicone na microinfiltração e na resistência de união. Foram preparados quarenta e dois espécimes de resina de base de dentadura de polimetilmetacrilato (PMMA) (Meliodent), consistindo em 2 placas com 30 x 30 x 2 mm, e divididos em 7 grupos (n=6). Os grupos de espécimes foram tratados por imersão em acetona durante 30 (A30) ou 45 (A45) segundos, monómero de metacrilato de metilo durante 180 (M180) segundos e cloreto de metileno durante 5 (MC5), 15 (MC15) ou 30 (MC30) segundos. O grupo C não recebeu qualquer tratamento de superfície e serviu de controlo. Concluíram que o tratamento da superfície da resina de prótese com condicionadores químicos aumentou a força de ligação do revestimento de prótese resiliente à base de silicone à base de prótese e diminuiu a microinfiltração entre os dois materiais. Considerando os resultados de ambos os testes em conjunto, a utilização de monómero de metacrilato de metilo durante 180 segundos foi considerada o tratamento químico mais eficaz.

Mustafa Murat Mutluaya, I. Eystein Ruytera (2007)[42] avaliou as propriedades de ligação inicial de materiais de revestimento macio introduzidos recentemente e anteriormente a polímeros de base de dentadura com diferentes técnicas de polimerização e diferentes teores de água.

Foi avaliada a resistência inicial à tração de 10 revestimentos moles (Mollosil Plus, Dentusil, Ufi gel Soft, GC Reline Soft, Silagum Comfort, Vertex Soft, Astron Soft, Molloplast B, Flexacryl Soft, Triad Resiline) a três polímeros de base de prótese (Paladon 65, Palapress Vario, Ivocap Plus). Dentro das limitações da atual investigação laboratorial, podem ser tiradas as seguintes conclusões: Os sistemas de vinil poli (organosiloxano) testados neste estudo apresentaram resultados satisfatórios. Foram obtidos diferentes resultados de resistência de ligação para materiais de poli (organosiloxano) quimicamente semelhantes, indicando a importância dos agentes de ligação ou primários.

Observou-se que os tipos de falhas registados diferiam com os grupos, mostrando a complexidade das falhas da junta de polímero de base de prótese e revestimento macio. Os tipos de falha mais frequentemente observados contra um substrato seco incluíam a camada de interface. Por conseguinte, a atenção ao processo de preparação da superfície é crucial para uma melhor adesão. A força de adesão dos revestimentos de poli(siloxano) ao polímero de base de prótese à base de PMMA húmido foi ligeiramente superior à adesão ao substrato de base de prótese de PMMA seco correspondente. Com base na estrutura dos revestimentos acrílicos e nos mecanismos de ligação, obteve-se uma grande variação na resistência de ligação à tração.

Toshio Sato, Hidekazu Takahashi , Toshio Hongo, Iwao Hayakawa (2007)[43] avaliou o efeito da degradação de uma resina de base de dentadura na resistência de ligação a resinas de revestimento. Os espécimes de resinas de base de dentadura foram imersos em várias condições para simular a degradação. A resistência de ligação à tração das resinas de base de dentadura após imersão em reembasamento foi medida com ou sem lixamento da superfície. A resistência de união da resina de base de dentadura sem retificação após imersão em resina de revestimento foi significativamente mais baixa do que antes da imersão. No entanto, a resistência da ligação foi melhorada através do polimento da superfície antes da ligação. Estes resultados sugerem que a eficiência da ligação da resina de base de prótese à resina de revestimento foi afetada pelas condições de imersão, o que causou a degradação potencial da resina de base de prótese.

Ayse Mese et al (2008)[44] investigaram o efeito da duração do armazenamento na resistência de ligação à tração e na dureza de resinas acrílicas e revestimentos resilientes à base de silicone que foram termopolimerizados ou autopolimerizados em resina acrílica de base de prótese. Indicaram que os espécimes de revestimentos resilientes imersos em água demonstraram valores de resistência de união significativamente mais baixos e valores de dureza mais elevados ao longo do tempo.

Na-Young Jin, Ho-Rim Lee, Heesu Lee, Ahran Pae (2009)[45] compararam e avaliaram a molhabilidade de nove materiais de revestimento de próteses dentárias utilizando medições do ângulo de contacto sob armazenamento de ar e água ao longo do tempo.

Nove materiais de revestimento de próteses foram investigados neste estudo. Dois materiais de base de dentadura de polimetilmetacrilato (PMMA) termopolimerizáveis: Vertex RS, Lang, uma resina de reembasamento autopolimerizável de polietilmetacrilato (PEMA): Rebase II, seis materiais de reembasamento de silicone: Mucopren soft, Mucosoft, Mollosil plus, Soft reliners Touch, GC Reline TM Ultrasoft, Silagum automix comfort foram utilizados nesta experiência.

Os ângulos de contacto foram medidos utilizando o sistema de análise da forma das gotas de alta resolução (DSA 10-MK2, KRUESS, Alemanha) em três condições (no ar após a colocação, 1 hora de armazenamento em água e 24 horas de armazenamento em água). Nove materiais foram classificados em três grupos de acordo com a composição do material (Grupo 1: PMMA, Grupo 2: PEMA, Grupo 3: Silicone).

A resina termopolimerizável convencional apresentou a maior molhabilidade, pelo que se pode sugerir que a resina acrílica termopolimerizável é o material de eleição para materiais de revestimento de próteses.

Padmakar S Patil, Ramesh Chowdhary, Rashmi B Mandokar (2009)[46] analisaram o efeito da pós-polimerização por micro-ondas no conteúdo de monómero residual e a sua influência na resistência à flexão de uma resina de revestimento de polimerização automática (Denture Liner).

Um total de 70 espécimes (64 x 10 x 3,3 mm) foram polimerizados de acordo com as instruções do fabricante e divididos em 7 grupos (n = 10). Os espécimes do grupo de controlo não foram sujeitos a qualquer processamento adicional. Antes do teste, os espécimes foram sujeitos a pós-polimerização num forno de micro-ondas utilizando diferentes definições de potência (550 e 650 W) e tempo (3, 4 e 5 min). Dois espécimes de cada grupo foram depois moídos manualmente até se tornarem pó fino e as amostras foram extraídas dos espécimes utilizando o método de refluxo. As amostras foram então submetidas a cromatografia gasosa para determinação do monómero residual em área%. Oito espécimes foram submetidos a um dispositivo de flexão de três pontos com uma extensão de 50 mm e uma velocidade de cruzamento de 5 mm/min, e a resistência à flexão foi determinada em MPa. Para a resina Denture Liner reline, o conteúdo de monómero residual diminuiu e a resistência à flexão aumentou significativamente com a aplicação de irradiação por micro-ondas utilizando diferentes combinações de tempo/potência. Os espécimes com o menor teor de monómero residual foram os espécimes semelhantes que apresentaram a maior resistência à flexão.

Vanessa M.F.Leite, Marina x. Pisani et al (2010)[47] avaliaram o efeito do envelhecimento e da imersão em diferentes bebidas nas propriedades de materiais de revestimento de próteses. Os espécimes foram armazenados individualmente em recipientes com 20 ml de solução, que era substituída diariamente. Os controlos foram imersos em água destilada (S1). As bebidas utilizadas foram café solúvel (S2), solução de chá (S3), solução de soda (S4), vinho (S5).

Dentro das limitações do seu estudo, concluíram que a imersão nas diferentes bebidas não promoveu alterações de cor para o Elite em nenhuma das técnicas. O vinho e o café produziram a maior alteração de cor para o Elite soft apenas na técnica direta, em comparação com as outras bebidas.

Wilmer Fabian e Beatriz Elena et al (2011)[48] Num estudo in vitro, avaliou-se a estabilidade da cor de duas resinas acrílicas de base dentária curadas pelo calor e de um material à base de nylon, submetendo-os a três bebidas (café, cola, vinho tinto) e água destilada como meio de controlo. As alterações cromáticas foram exibidas pelos espécimes imersos em vinho tinto, seguidos pelo café. Para a cola transflexa, também promoveu alterações cromáticas. O valor das alterações de cor convertido para NBS (national bureau of standard) mostrou que elas são perceptíveis ao olho humano. Apenas o vinho tinto promoveu coloração significativa de toda a resina.

M. tomida, K. nakano, M. Sato, S. Matsuura e T Kawakami (2011)[49] realizaram um estudo sobre o exame histopatológico do material de revestimento de próteses de silicone adesivo recentemente desenvolvido SG (neo Dental Chemical Products Co., ltd. tokyo, Japão) e outro material de controlo existente Roeko Seal (RS) para avaliar a reação do tecido subcutâneo.

Uma semana e 12 semanas após a incorporação, os tecidos que rodeavam os materiais incorporados foram removidos e foi efectuado um exame histopatológico. Os resultados demonstraram que os aspectos histopatológicos básicos foram a formação de tecido de granulação e a alteração do tecido para cápsula fibrosa ao longo do tempo.

Os resultados sugerem que o SG recentemente desenvolvido é seguro em comparação com o Roeko Seal de controlo, cuja composição é semelhante.

Mirza Rustum Baig, Fazrina TM Ariff, Norsiah Yunus (2011)[50] explicaram que o sucesso clínico do reembasamento depende da capacidade da resina do reembasamento para se ligar à base da prótese. As preparações da superfície podem influenciar a resistência de ligação da resina de base de dentadura de dimetacrilato à base de uretano. Investigaram o efeito da preparação da broca na rugosidade da superfície (Ra) da resina de base de prótese eclipse e a sua resistência de união ao cisalhamento (SBS) a um material de reembasamento intra-oral autopolimerizável. O modo de fracasso da ligação do reembasador também foi examinado.

Foram preparados vinte e quatro espécimes cilíndricos Eclipse™ e separados em três grupos de oito espécimes cada. Dois grupos foram sujeitos a preparação mecânica utilizando brocas de carboneto de tungsténio (TC) padrão e finas e o terceiro grupo (controlo) foi deixado sem preparação.

Verificou-se uma diferença estatisticamente significativa no Ra dos espécimes Eclipse™ preparados com diferentes brocas de carboneto (P<0,05). Verificou-se uma diferença estatisticamente significativa no SBS relinado (P<0,05) quando preparado com brocas diferentes, mas nenhuma diferença significativa entre a broca padrão e o grupo de controlo.

Rahul Shyamrao Kulkarni, Rambhau Parkhedkar (2011)[51] avaliaram o efeito de dois tratamentos de superfície, jato de areia e tratamento com monómero, na resistência de ligação à tração entre dois revestimentos resilientes de longa duração e a resina de base de dentadura de poli (metacrilato de metilo). Foram seleccionados dois revestimentos resilientes Super-Soft e Molloplast-B. Foram preparados 60 espécimes de resina acrílica (Trevalon) com uma área de secção transversal de 10^10 mm e divididos em dois grupos de 30 espécimes cada. Cada grupo recebeu tratamento de superfície (n = 10) por jato de areia (partículas de alumina de 250 p), tratamento com monómero (durante 180 seg) e controlo (sem tratamento de superfície). Os revestimentos resilientes foram processados entre 2 superfícies de poli (metacrilato de metilo), nas dimensões de 10x10x3 mm.

O pré-tratamento com monómero da resina acrílica produziu resistências de união significativamente mais elevadas quando comparado com o jato de areia e o controlo para ambos os revestimentos resilientes $(P < 001)$. O jato de areia diminuiu significativamente a força de ligação para ambos os revestimentos quando comparado com o pré-tratamento com monómero e o controlo $(P < .001)$. A resistência de união média dos espécimes revestidos com Super-Soft foi significativamente superior à do Molloplast-B em vários grupos de tratamento de superfície $(P < .05)$.

Concluíram que o pré-tratamento da superfície da resina acrílica com monómero antes da aplicação do revestimento resiliente é um método eficaz para aumentar a força de ligação entre a base e o revestimento macio. Pelo contrário, o jato de areia não é recomendado, uma vez que enfraquece a ligação entre os dois.

Yujin Aoyagi, Kozo Umemoto e Shigeaki Kurata (2012)[52] avaliaram as propriedades químicas, tais como a absorção de água, a solubilidade em água e a resistência a solventes de um novo material de resina constituído por 1,3-bis(3-metacriloxipropil)-1,1,3,3-tetrametildisiloxano (BMPMS) e metacrilato de metilo (MMA). A sorção de água foi avaliada através da imersão dos espécimes em água a 37±1°C durante 1 semana, a solubilidade em água foi avaliada mantendo os espécimes num exsicador em condições secas a 37±1°C até o peso se tornar constante e a resistência a solventes foi avaliada através da imersão dos espécimes em acetona durante 1 semana e medindo o peso dissolvido da acetona volatilizada desses líquidos. A sorção de água e a resistência a solventes da nova resina foram melhoradas com o aumento da quantidade de BMPMS, enquanto a solubilidade em água manteve o mesmo valor e não dependeu da quantidade de BMPMS.

Ravikumar Ramakrishnan, Abdul Aziz Abdullah al Khureif et al (2012)[53] avaliaram o efeito da água dura e da água macia na maciez de três revestimentos macios disponíveis no mercado. Quando comparados entre água dura e macia, os revestimentos macios de acrílico auto-polimerizado e de silicone auto-polimerizado registaram uma redução significativa da maciez em 7th dias em água dura. O revestimento macio acrílico auto-polimerizado teve menos suavidade tanto em água dura como em água macia. O revestimento macio acrílico polimerizado a quente apresentou a máxima suavidade tanto em água dura como em água macia.

Nishtha Madan, Kusum Datta (2012)[54] avaliaram o efeito das condições simuladas da boca reproduzidas com termociclagem na resistência de união à tração de dois revestimentos de próteses resilientes à base de silicone com bases de resina acrílica. Foram testados dois revestimentos de próteses moles à base de silicone (Mollosil - autopolimerização Chairside e Molloplast B - polimerização a quente). Para cada revestimento, 30 espécimes com uma área de secção transversal de 10 x 10 mm e espessura de 3 mm foram processados entre dois blocos de acrílico (Trevalon). Os espécimes foram divididos num grupo de controlo que foi armazenado durante 24 horas em água a 37°C e num grupo de teste que foi termociclado (2500 ciclos) entre banhos de 5° e 55°C. A resistência de união à tração (kg/cm2) foi determinada numa máquina de testes universal, utilizando uma velocidade de cruzamento de 5 mm/min.

O revestimento de prótese resiliente polimerizado a quente Molloplast-B apresentou uma resistência de ligação à tração superior à do revestimento de polimerização automática Mollosil, independentemente da termociclagem. A força de ligação do Mollosil aumentou após a termociclagem, enquanto a do Molloplast-B diminuiu após a termociclagem.

Ayse Atay, Vildan Bozok Centintas et al(2012)[55] A citotoxicidade de nove materiais de revestimento macio e duro (Mollosil Plus, Ufi Gel SC, Visco-gel, Molloplast-B, GC Tissue Conditioner, Vertex Rapid Simplified, GC Reline Hard, Vertex Self-Curing, Ufi Gel hard C) foi avaliada utilizando fibroblastos gengivais humanos (HGFs).

Foram preparadas doze amostras de disco por material de revestimento e incubadas durante 24, 48, 72 e 96 h. A citotoxicidade de cada extrato de materiais de revestimento em culturas de HGFs foi medida utilizando o ensaio XTT. Os dados foram analisados utilizando ANOVA de uma via, testes post hoc Dunnetts T3 e Bonferroni a um nível de significância de $p < 0,05$. Em todos os períodos de incubação, todos os materiais de revestimento duro (Vertex-SC, GC Reline Hard, Vertex-RS e Ufi Gel hard C) apresentaram viabilidade celular superior a 90%. Entre os materiais de revestimento moles, embora não se tenham registado diferenças significativas na viabilidade celular entre os diferentes períodos de incubação para cada material de revestimento ($p > 0,05$), o GC Tissue Conditioner à base de acrílico autopolimerizado apresentou uma viabilidade celular significativamente mais baixa do que os outros materiais de revestimento moles em cada período de incubação. Entre os materiais de revestimento duros, não se registaram diferenças significativas entre os materiais e em todos os períodos de incubação para cada material de revestimento ($p > 0,05$).

Todos os revestimentos moles e duros apresentaram uma boa biocompatibilidade, independentemente do tempo de incubação, exceto o GC Tissue Conditioner.

Jacob M Philip, Dhanraj M Ganapathy, Padma Ariga (2012)[56] avaliaram e estimaram a influência de vários pré-tratamentos da superfície da resina de dentadura (químicos, mecânicos e combinações) na resistência de ligação à tração entre um revestimento de dentadura à base de acetato de polivinilo e uma resina de base de dentadura. Entre os vários métodos de pré-tratamento das resinas de base de prótese, inferiu-se que o método de pré-tratamento mecânico-químico com abrasão de partículas transportadas pelo ar, seguido da aplicação de monómero, apresentou uma resistência de união superior à dos outros métodos com o revestimento resiliente.

Fatih Mehmet Kokmaz, Bora Bagis, Rukiye Durkan et al (2013)[57] investigaram o efeito dos parâmetros do laser e da abrasão a ar na resistência ao descolamento do revestimento de dentaduras macias à base de silicone para diferentes resinas de dentaduras. A resina acrílica termocurada, PMMA, pode beneficiar do tratamento com laser Er,Cr:YSGG a uma irradiação de 3 W-20 Hz. A abrasão a ar das resinas de poliamida deve ser evitada para não prejudicar a sua força de ligação ao revestimento de silicone para próteses moles.

Leslie Caroll et al (2014)[58] A sua investigação teve como objetivo testar o impacto de diferentes bebidas de Coca-Cola na adesão a superfícies de esmalte previamente erodidas.

Esta experiência foi realizada considerando dois factores: Desafios erosivos por refrigerantes (em quatro níveis: nenhum/saliva artificial, RC, LC e ZC) e efeito da escovagem dentária (em dois níveis: nenhum ou após desafio erosivo). A variável de resposta foi baseada na resistência de união.

Cinquenta e seis espécimes de esmalte (4x4x2 mm) foram obtidos de incisivos bovinos recém-extraídos, que foram previamente armazenados em solução de timol a 0,1% à temperatura ambiente.

Com base nos resultados deste estudo, pode concluir-se que todas as bebidas à base de Coca-Cola reduziram a força de ligação, independentemente do tipo.

Mayank Lau, G S Amarnath, B C Muddugangadhar, M U Swetha, Kopal Anshuraj Ashok Kumar Das (2014)[59] efectuou um estudo in vitro sobre a resistência à tração e ao cisalhamento de materiais de revestimento de próteses duras e moles à resina acrílica convencional de base de prótese curada pelo calor. Foram removidas secções de 4 mm no meio de 160 espécimes cilíndricos de acrílico (20 mm x 8 mm), embaladas com materiais de teste (Mollosil, G C Reline Soft, G C Reline Hard (Kooliner) e Ufi Gel Hard e polimerizadas.

Os espécimes foram divididos em 8 grupos de 20 cada. A resistência à tração e ao cisalhamento da resina acrílica convencional para base de dentadura curada pelo calor foi examinada na máquina de ensaios de tração universal Instron, utilizando a equação F=N/A (F-força máxima exercida no espécime (Newton) e A-área de ligação= 50,24 mm2).

Concluíram que os valores de resistência à tração e ao corte dos reembasadores macios de próteses eram significativamente inferiores aos dos reembasadores duros de próteses.

CAPÍTULO 3. FINALIDADE E OBJECTIVOS

O objetivo do estudo é melhorar a resistência de ligação à tração entre o revestimento macio permanente à base de silicone e a base de dentadura acrílica curada pelo calor com diferentes tratamentos de superfície, com os seguintes objectivos

1) Para medir a resistência de ligação à tração entre o revestimento macio permanente à base de silicone e o material de base de dentadura termocurada.

2) Comparar a resistência de ligação à tração entre o revestimento macio permanente e o material de base da prótese termopolimerizável após o tratamento de superfície do bloco de resina termopolimerizável com vários métodos, como jato de areia, ranhuras retentivas, aplicação de monómero e aplicação de acetona.

3) Estudar o efeito de soluções de bebidas como a Pepsi sobre a resistência de ligação à tração entre o revestimento macio permanente e o bloco de resina termopolimerizável.

CAPÍTULO 4. MATERIAIS E METODOLOGIA

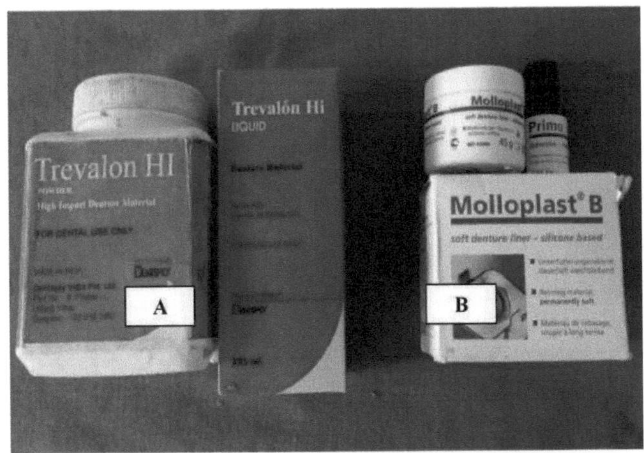

Fig. 1 - A. Resina de polimetacrilato de metilo de polimerização a quente (TREVALON-HI) B.
Material de revestimento macio de silicone de cura a quente (MOLLOPLAST-B)

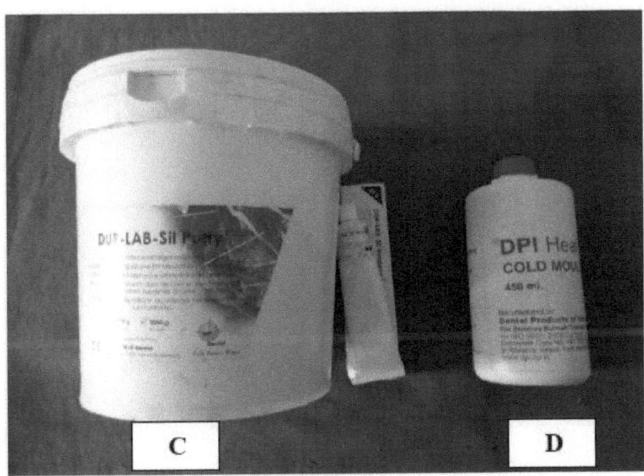

Fig. 2 - (C) Material de revestimento de silicone de consistência de massa (DUR LAB-SIL
PUTTY), (D) Meio isolante (DPI Vedação de moldes a frio de cura por calor)

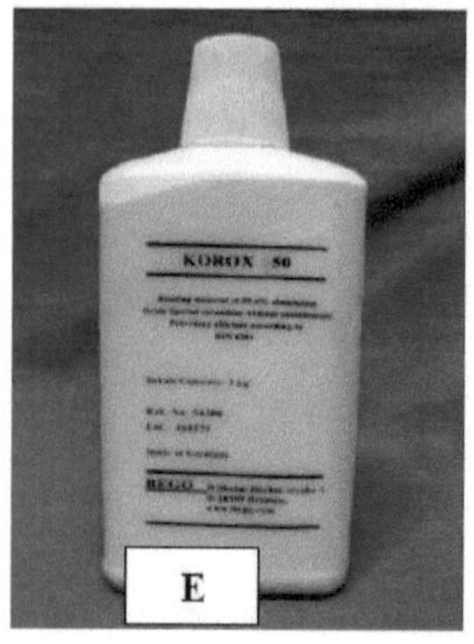 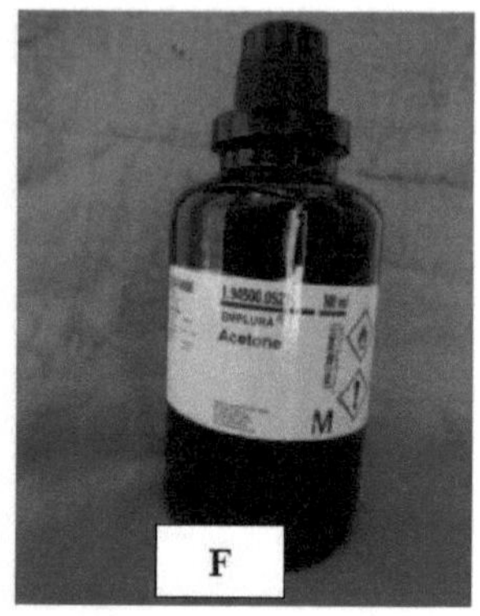

Fig. 3 - Tratamento de superfície Meio (E) Óxido de alumínio (Korox-50), (F) Acetona

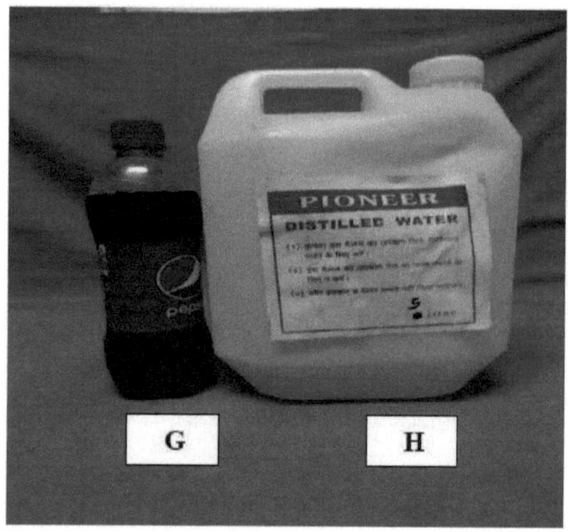

Fig. 4 - Meios de imersão (G) Solução de bebida, (H) Água destilada

O presente estudo incidiu sobre a resistência de ligação à tração entre o revestimento macio permanente à base de silicone e a base de prótese acrílica processada, influenciada por vários tratamentos de superfície da base de prótese acrílica processada e pela imersão em solução de bebida.

Tabela 1: Os seguintes materiais foram utilizados no estudo: -

Sr Fig. Nome Não. não.	Nome comercial	Fabricante	Número do lote	Data de expiração
A 1-A Resina de metacrilato de polimetilo (PMMA)	TREVALON-HI (Impacto elevado material de	DensplyIndia Pvt. Ltd. Lote n.º 9, Fase 1	TH130603	05/2018

		Descrição	Produto	Fabricante	Lote	Validade
		de polimerização a quente	dentadura)	Udyog Vihar Gurgaon-122016(HR)		
B	1-B	Material de revestimento macio de silicone de cura a quente	MOLLOPLAST-B Revestimento macio para próteses - à base de silicone	Detax Gm bH Carl-Zeiss-str. 4 D-76275 Ettlingen	150801	08/2014
C	2-C	Material de revestimento de silicone de consistência pastosa	DUR LAB- SIL PUTTY	W + P Dental Willmann & pein Gmbh Schusterring 35 D-25355 Barmstedt/Hamburgo	140249	07/2014
D	2-D	Meio isolante	DPI Selagem de moldes a frio por cura térmica	A Bombay Burmah Trading corporation Ltd. 9, Wallace Street, Fort, Mumbai-400001	9001	01/2019
E	3-E	Partícula de óxido de alumínio (50 MN)	Korox -50	BEGO Wilheim-Herbststrabe1 D-28359 Bremen	54300	06/2015
F	3-F	Acetona	Acetona	Excelar Qualigens Fisher Scientific India pvt. Lmt. Godreg colisan 101A-101B Sion Leste Mumbai-400072	32005	08/2014
G	4-G	Solução para bebidas	Pepsi	PepsiCo SMV Beverages Pvt. Ltd. A-28, MIDC Industrial Área, Saoner, Nagpur-441107	365	05/2014
H	4-H	Água destilada	Água destilada	135,INDL área Richhal Jabalpur, Madhya pradesh	A131	01/2016

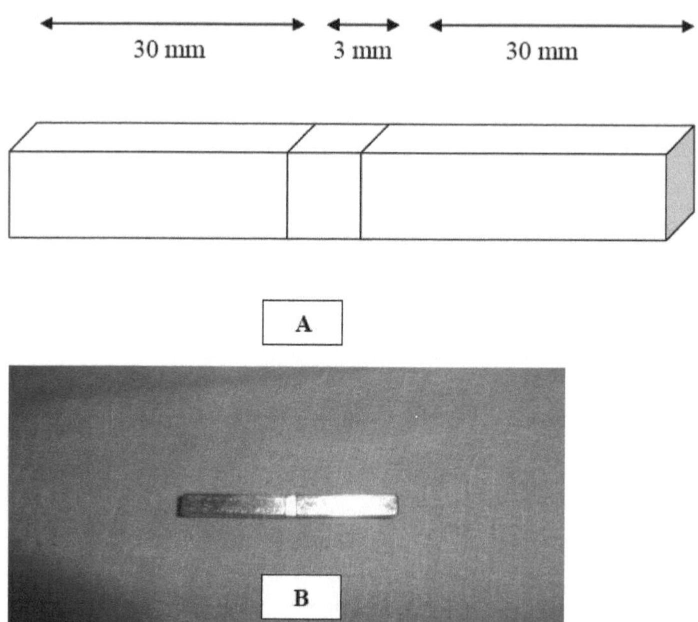

FIG. 5 (A, B) - Matrizes metálicas para o fabrico de blocos de PMMA e revestimento macio (Personalizado)

<u>**INSTRUMENTOS**</u>

A. Matrizes metálicas para o fabrico de blocos de PMMA (**por medida**) (**Fig. 5 A,B**)

(Blocos de dimensões 30 x 10 x 10 mm)

B. Matriz metálica para o fabrico de revestimento macio (**por medida**) (**Fig. 5 A,B**)

(Blocos de dimensões 3 x 10 x 10 mm)

C. Frasco dentário para revestimento do molde de silicone (**JABBAR & COMPANY**) **(Fig. 6 C)**

D. Acrilizador (C73-A Confident- **CONFIDENT DENTAL EQUIPMENT LTD.**) (Fig. 6 D)

E. Areia (Delta Dual blaster-DELTA **LABS**) **(Fig. 6 E)**

F. Micro motor (Marathon-SAEYANG **MICROTECH**) (Fig. 6 F)

G. Brocas de corte e acabamento em acrílico (ISO-Nr. 500 104 275 060 1- **GmbH Dental Future System**)

H. Brocas para preparação de ranhuras (ISO n.º 500 104 110 010 6- **GmbH Dental Future System**)

I. Prensa hidráulica (**PRESSA lar. CARLO DE GIORGI, ITÁLIA**) **(Fig. 6 G)**

<u>EQUIPAMENTOS</u>

A. Máquina de ensaio universal (**Star testing Machine, INDIA) (Fig. 7)**

Baseado em software computorizado (O software baseado em Windows para interface com o computador) Modelo n.º - STS 248, Velocidade - 3 mm/ min.

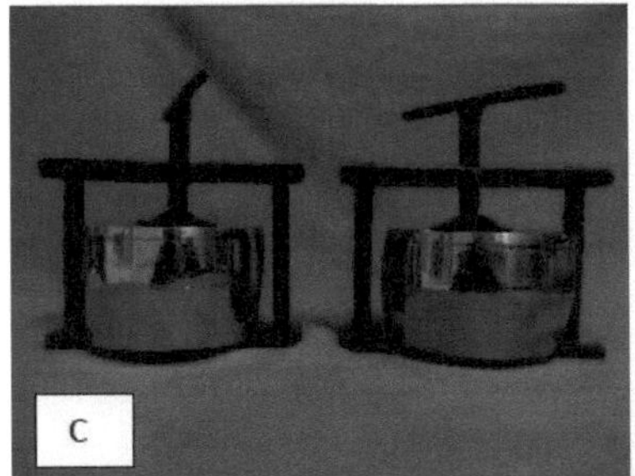
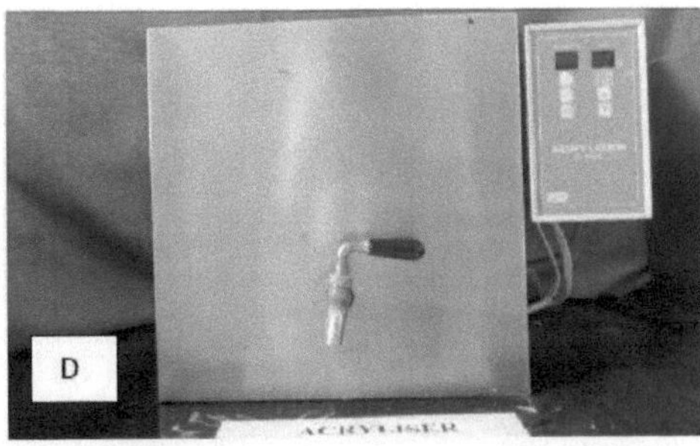
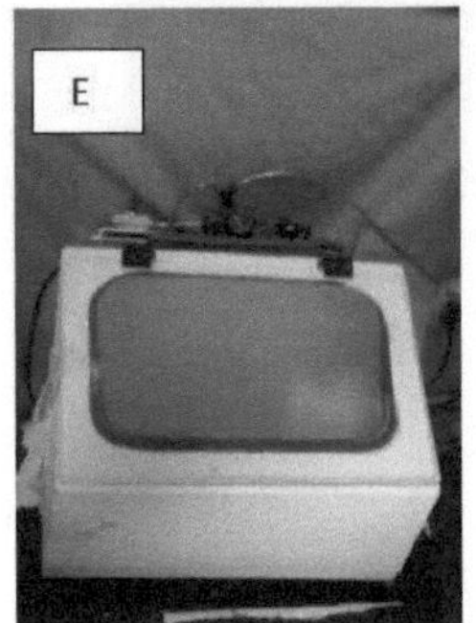
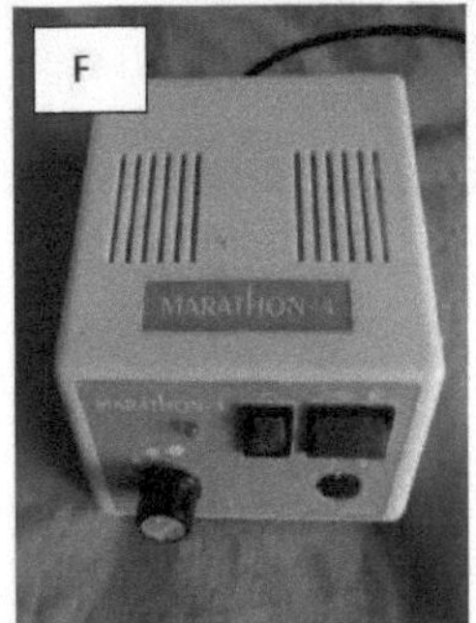
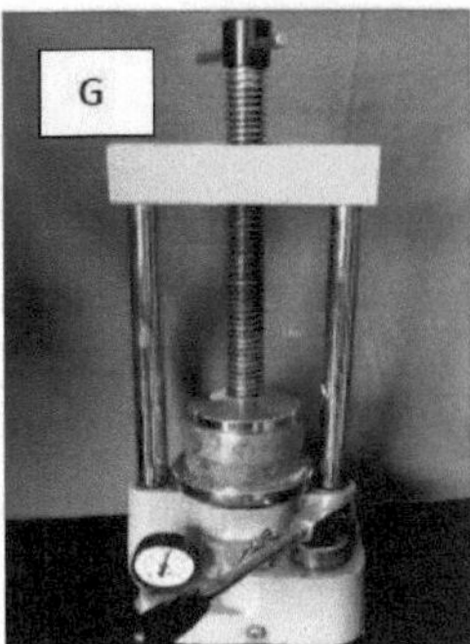

Fig.6 - Instrumentos utilizados no estudo C. Balão dentário D. Acrilizador E. Jateador de areia (Delta Dual blaster) F. Micro motor (Marathon) G. Prensa hidráulica

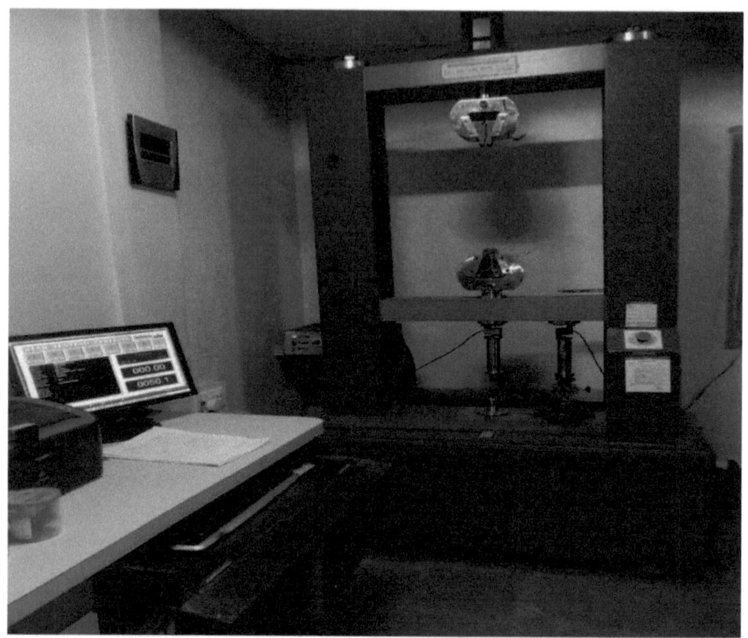

Fig. 7- Máquina de ensaio universal

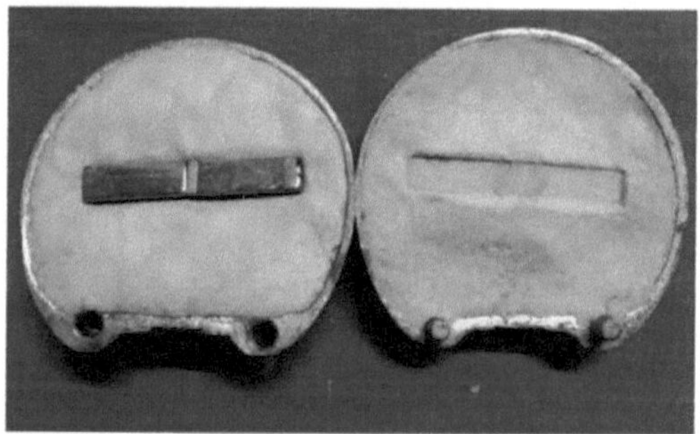

Fig. 8 - Preparação do molde de silicone

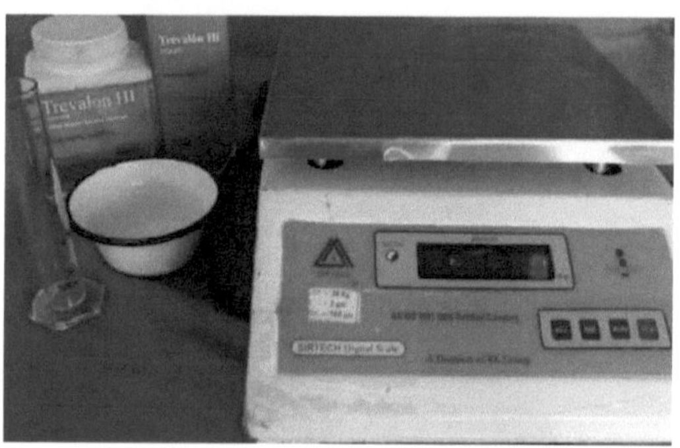

Fig. 9 - Fabrico do provete de ensaio

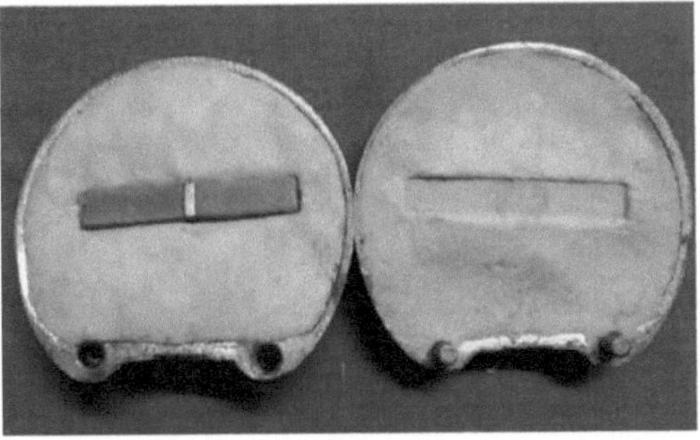

Fig. 10 - A resina acrílica foi preenchida em ambos os lados do espaço metálico

CAPÍTULO 5. METODOLOGIA

I) FABRICO DE ESPÉCIMES

O provete de ensaio consiste em dois blocos acrílicos curados pelo calor com dimensões de (10-10-30) mm de largura, profundidade e comprimento, respetivamente, e uma parte intermédia para o material de revestimento com dimensões de (10-10-3) mm de largura, profundidade e comprimento. A dimensão total do espécime era de (10-10-63) mm. Os blocos de acrílico foram fabricados através da duplicação de um molde metálico. O espaço para o revestimento macio foi padronizado utilizando um molde de metal. **(Fig. 5)**

Os moldes metálicos foram revestidos num frasco de dentadura utilizando material de revestimento de silicone **(DUR LAB- SIL PUTTY).** Uma colher de medida de material de base de silicone foi misturada com aproximadamente 3 cm de endurecedor. O material de revestimento de silicone e o endurecedor foram misturados corretamente até obterem uma consistência uniforme, amassando-os com a mão limpa, e depois colocados no frasco. Imediatamente após a colocação, o molde metálico foi revestido. **(Fig. 8) O** molde de silicone foi preparado e, nesta fase, o molde contém espaço para a resina acrílica e para o espaçador metálico que, mais tarde, foi removido para acomodar o revestimento macio.

O pó acrílico curado pelo calor e o líquido foram misturados na proporção de 24 g /10 ml, de acordo com as instruções do fabricante. **(Fig. 9)** A mistura de pó e líquido foi embalada no frasco com a consistência de massa. A resina acrílica foi preenchida em ambos os lados do espaço metálico **(Fig. 10).** O excesso foi removido por meio de uma embalagem experimental com celofane húmido utilizado como separador para a metade superior do frasco. A força de fecho foi aplicada lentamente durante o acondicionamento experimental para permitir que o excesso de massa escorresse entre as metades do frasco. O frasco foi aberto e o excesso de massa foi retirado. Antes do fecho final, a película separadora foi retirada e deitada fora. Utilizou-se uma pressão hidráulica de 3500 psi para o fecho final do frasco. O fecho final do frasco ou o contacto metal-metal das metades do frasco foi então completado na prensa. Após o fecho final, os frascos foram mantidos à temperatura ambiente durante 30 minutos para a cura em bancada. Após a cura em bancada, foi polimerizado num acrilizador a um ciclo de cura de 74° C durante duas horas e 100⁰ C durante uma hora. Em seguida, o frasco foi arrefecido lentamente. Após o processamento completo, a porção acrílica foi retirada do molde e todas as superfícies foram acabadas com uma broca. (ISO N.º 500 104 275 060 1)

II) TRATAMENTO DE SUPERFÍCIE DOS ESPÉCIMES PREPARADOS

Foram preparados para o ensaio 100 espécimes de base acrílica curada pelo calor, que foram divididos em 5 grupos principais. Cada grupo contém 20 espécimes.

Grupo P - Amostras de superfície acrílica **polida** sem tratamentos de superfície (amostra de controlo)

Grupo S - Jato de areia

O segundo tratamento de superfície foi efectuado por jato de areia (Delta dual blaster) utilizando partículas de óxido de alumínio (Al2O3) de tamanho 50 Mn a uma distância de (15mm) do bocal durante 20 segundos com uma pressão de 4-5 bar.

Grupo G - Preparação da ranhura

O tratamento da superfície foi efectuado com ranhuras retentivas de 1 mm de largura e 1 mm de comprimento, preparadas com uma broca de fenda reta. Foi feita uma linha escura no punho da broca com um marcador permanente para padronizar o corte com a broca. Foram feitas ranhuras com dimensões de (1 mm) de largura e profundidade em toda a superfície do bloco de acrílico.

Grupo M - Aplicação do monómero

As superfícies dos espécimes de teste, viradas uma para a outra, foram esfregadas com algodão saturado com monómero da resina de base de dentadura (**TREVALON**) durante 180 segundos.

Grupo A - Acetona Aplicação

As amostras foram imersas em acetona durante 3 segundos.

Após os tratamentos de superfície, todos os espécimes foram limpos em água destilada e secos ao ar, sendo depois colocados no mesmo molde de preparação.

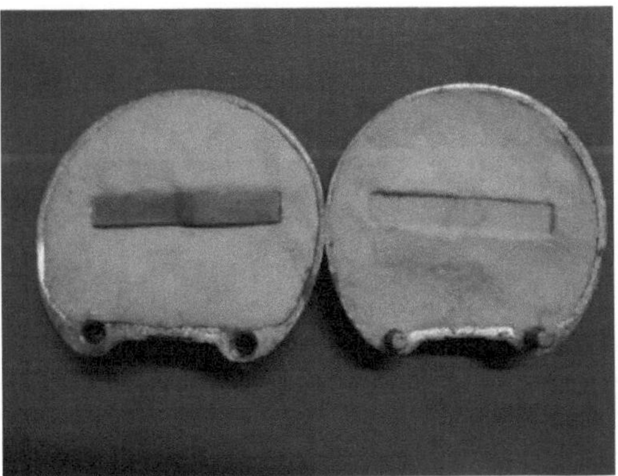

Fig. 11 - Aplicação de material de revestimento resiliente

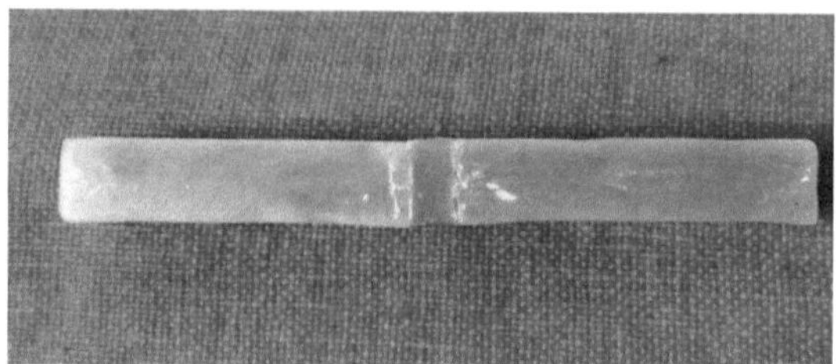

Fig.12 - Espécimes preparados

III) APLICAÇÃO DE MATERIAL DE REVESTIMENTO RESILIENTE

O espaçador metálico foi então retirado do molde, criando um espaço padrão para o revestimento macio. O adesivo Primo (Detax GmbH & Co, Alemanha) foi aplicado uniformemente nas superfícies a colar e deixado secar durante 60 minutos, de acordo com as instruções do fabricante. O Molloplast B foi utilizado como material de revestimento resiliente que não necessita de ser misturado. O Molloplast B (Detax GmbH & Co, Alemanha) foi retirado do frasco com uma espátula limpa e colocado no molde.

O excesso foi retirado por meio de um acondicionamento experimental com celofane húmido utilizado como separador para a metade superior do frasco. A força de fecho foi aplicada lentamente durante o acondicionamento experimental, de modo a permitir que o material em excesso escorresse entre as metades do frasco.

Após o fecho do ensaio, o balão foi fechado e colocado sob a prensa durante 15 minutos a 100 psi.

O revestimento da prótese foi polimerizado num acrilizador a um ciclo de cura de 100^0 C durante duas horas, de acordo com as instruções do fabricante. Quando a cura foi concluída, os espécimes foram removidos **(Fig. 12)**.

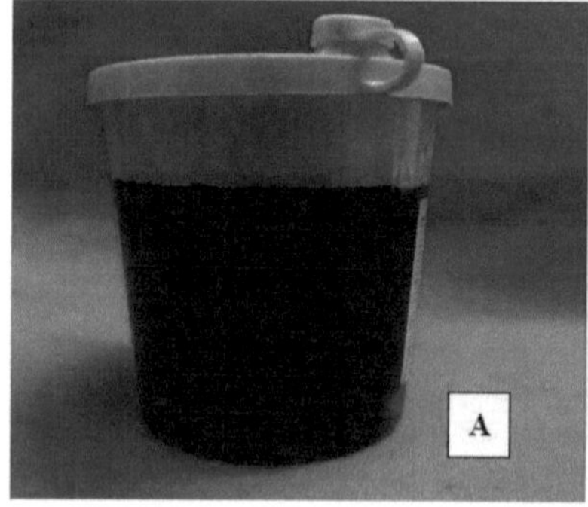
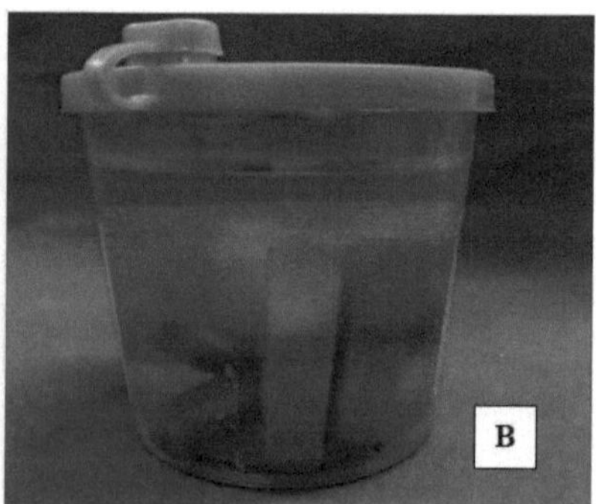

Fig. 13 (A,B) Imersão em solução de bebida e água destilada

2 . IMERSÃO EM SOLUÇÃO DE ARMAZENAMENTO (Fig.-13 A,B)

Cada grupo principal foi ainda dividido em dois subgrupos com 10 espécimes cada um e os grupos foram rotulados como

Pxa1, pxa2, pxa3, pxa4, pxa5, pxb6, pxb7, pxb8, pxb9, pxb10

Pya1, pya2, pya3, pya4, pya5, pyb6, pyb7, pyb8, pyb9, pybl 0

Em que **p** = provetes tratados à superfície (grupo principal)

x= 10 espécimes de cada grupo foram armazenados em água destilada.

y = 10 espécimes foram armazenados em solução de bebida

Cinco espécimes de 10 de cada subgrupo foram avaliados após 24 horas e os outros cinco espécimes foram avaliados após uma semana

al, a2, a3, a4 e a5 foram avaliados após 24 horas

b6, b7,b8, b9,b10 foram avaliados após uma semana

3. ENSAIO DE ESPÉCIMES

> Após o armazenamento, os espécimes foram testados quanto à resistência à tração utilizando uma máquina de ensaios universal Instron controlada por microcomputador. **(Fig.-14 A,B)**

> Para o ensaio, os espécimes foram colocados entre as duas pinças de fixação da máquina de ensaio universal e bloqueados.

> Os espécimes foram submetidos a uma carga de tração com uma velocidade de cabeça cruzada de 3mm/min, utilizando uma célula de carga com capacidade de 50kN.

Agora as cargas de tração foram fixadas em zero e aumentadas progressivamente até que os espécimes se partissem...

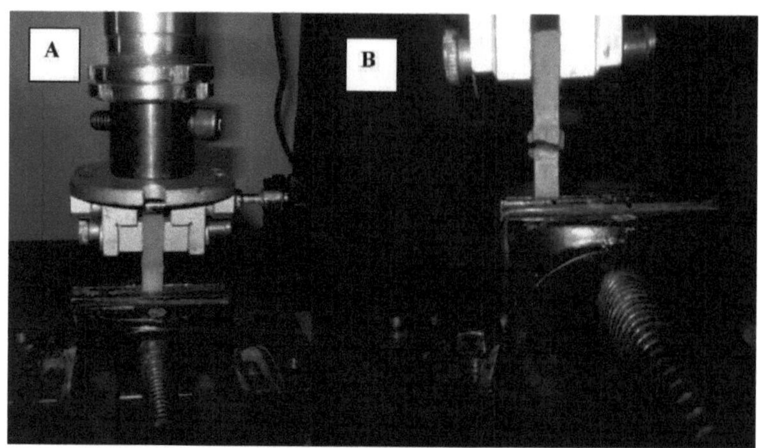

Fig. 14 (A, B) - Ensaio de espécimes em máquina de ensaio universal

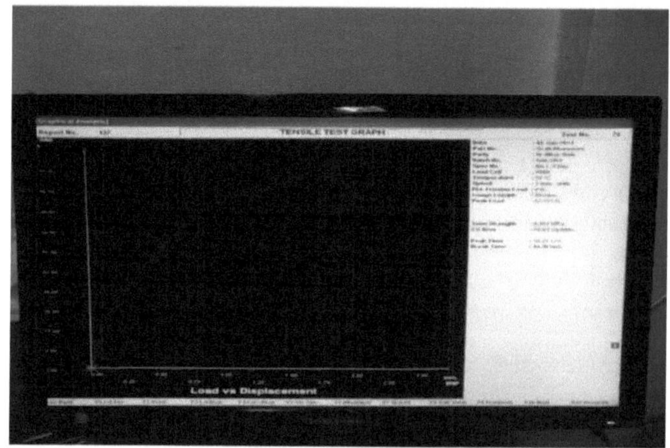

Fig. 15 - Gráfico do ensaio de tração para diferentes provetes

A resistência da ligação foi calculada de acordo com a seguinte fórmula

Tensile bond strength = $\dfrac{F}{A}$ (N/ mm2)

Onde, F= Carga de tração,

A= Área da superfície onde as forças foram aplicadas = 100 mm²

4. ANÁLISE ESTÁTICA

Foi efectuada uma análise estatística da avaliação da resistência de união à tração entre o revestimento macio permanente à base de silicone e a base de prótese acrílica processada, influenciada por vários tratamentos de superfície da base de prótese acrílica processada e pela imersão em solução de bebida, para determinar a diferença significativa entre esses valores. Os testes estatísticos utilizados para a análise dos resultados foram os seguintes

❖   **Teste t de Student emparelhado**

❖   **Teste t de Student não pareado**

❖   **ANOVA de uma via**

❖   **Teste D de Dunnett**

Foi efectuada uma análise estatística descritiva (ou seja, média, desvio padrão e erro padrão) para todos os grupos deste estudo. O software utilizado na análise foi o SPSS 17.0 e o Graph Pad Prism 5.0, tendo sido considerado como nível de significância p<0,05.

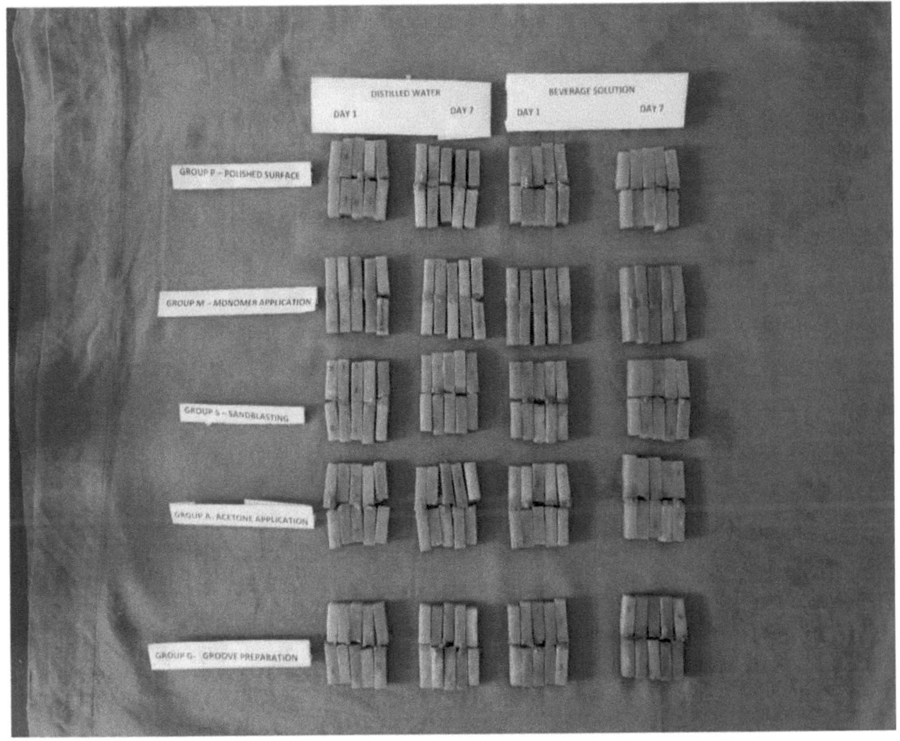

Fig. 16 - Provetes ensaiados

Neste quadro, foram utilizadas as seguintes fórmulas estatísticas para a análise:

Mean = $\dfrac{\Sigma Xi}{N}$

1.

Onde, Xi = Soma das leituras totais

n = Número de amostras

Standard Deviation (SD) $\quad = \quad \dfrac{\Sigma\,(\,Xi\ -\ \overline{X})^{2}}{n-1}$

2.

Onde, Xi = Valores individuais

$\overline{X}$ = Média

n = Número

Foi efectuada uma análise estatística da avaliação da resistência de união à tração entre o revestimento macio permanente à base de silicone e a base de prótese acrílica processada, influenciada por vários tratamentos de superfície da base de prótese acrílica processada e pela imersão em solução de bebida, para determinar a diferença significativa entre esses valores. Os testes estatísticos utilizados para a análise dos resultados foram os seguintes

❖ **Teste t de Student emparelhado**

❖ **Teste t de Student não pareado**

❖ **ANOVA de uma via**

❖ **Teste D de Dunnett**

❖ **Teste t de Student não pareado**

Foi efectuada uma análise estatística descritiva (ou seja, média, desvio padrão e erro padrão) para todos os grupos deste estudo. O software utilizado na análise foi o SPSS 17.0 e o Graph Pad Prism 5.0, tendo sido considerado como nível de significância $p<0,05$.

Neste quadro, foram utilizadas as seguintes fórmulas estatísticas para a análise:

Mean $\quad = \quad \dfrac{\Sigma\,Xi}{n}$

1.

Onde

Xi = Soma das leituras totais

n = Número de amostras

Standard Deviation (SD) $\quad = \quad \dfrac{\Sigma\,(\,Xi\ -\ \overline{X})^{2}}{n-1}$

2.

Onde

Xi = Valores individuais

$\overline{X}$ = Média

n = Número de amostras

CAPÍTULO 6. RESULTADOS

Os resultados do presente estudo são apresentados nos **quadros 2 a 19**

As tabelas 2 a 3 apresentam a resistência à tração de diferentes espécimes tratados com pré-superfície imersos em água destilada e solução de bebida.

Os quadros 4 a 19 apresentam a análise estatística pormenorizada.

A análise fatorial da variância **(ANOVA)** foi utilizada para analisar os dados estaticamente e também **o teste DUNNETT D** para analisar a diferença significativa.

GRUPO	ACETONA (A)		POLIDO (P)		LIXO(S)		GROOVE (G)		MONOMER (M)	
SUBGRUPO	I	II	I	II	I	II	I	II	I	II
Amostra 1	1.19	0.96	1.18	1.45	0.98	0.80	0.88	1.29	0.87	1.02
Amostra 2	1.63	0.98	1.10	0.83	0.94	0.81	1.14	0.86	1.29	0.82
Amostra 3	1.96	0.89	1.29	0.83	0.77	0.90	0.76	0.85	1.26	1.56
Amostra 4	0.80	0.83	1.55	0.94	1.31	0.79	1.50	0.97	1.21	0.80
Amostra 5	1.37	1.45	1.15	1.14	0.99	1.17	1.65	1.12	1.69	1.06
MÉDIA	1.39	1.02	1.25	1.23	0.99	0.89	1.18	1.01	1.26	1.05
PADRÃO DESVIO	0.43	0.24	0.17	0.40	0.19	0.16	0.38	0.18	0.29	0.30

Quadro 2: **FORÇA DE LIGAÇÃO TENSIL DOS ESPÉCIMEOS TRATADOS COM PRESUNÇÃO DIFERIDA IMERSOS EM ÁGUA DESTILADA (SUBGRUPO-I) E EM SOLUÇÃO DE BEBIDAS (SUBGRUPO-II) AO 1 DIA**

GRUPO	ACETONA (A)		POLIDO (P)		LIXO(S)		GROOVE (G)		MONOMER (M)	
SUBGRUPO	I	II	I	II	I	II	I	II	I	II
Amostra 1	1.03	0.68	0.75	0.70	0.97	0.52	0.58	1.35	0.86	0.75
Amostra 2	0.95	0.67	0.59	0.61	0.97	0.97	1.38	0.60	0.90	1.03
Amostra 3	0.87	0.61	0.82	0.73	0.99	0.76	1.31	1.06	0.96	1.02
Amostra 4	1.85	1.12	1.07	0.73	0.59	0.47	1.67	0.99	1.13	0.69
Amostra 5	1.28	1.53	0.61	0.88	0.79	1.32	0.80	1.02	1.34	1.09

MÉDIA	1.19	0.92	0.76	0.73	0.86	0.80	1.14	1.00	1.03	0.91
PADRÃO DESVIO	0.39	0.39	0.19	0.09	0.17	0.34	0.44	0.17	0.19	0.18

Quadro 3: COMPRIMENTO DE LIGAÇÃO TENSIL DOS ESPÉCIMEOS TRATADOS COM PRESUNÇÃO DIFERIDA IMERSOS EM ÁGUA DESTILADA (SUBGRUPO-I) E EM SOLUÇÃO DE BEBIDAS (SUBGRUPO-II) DURANTE 7 DIAS

Tabela 4: Comparação da resistência à tração (MPa) no Grupo A- Cetona em ambos os subgrupos no Dia 1 e no Dia 7:

Teste t de Student emparelhado

Subgrupos	Dia 1	Dia 7	Diferença média	valor t	valor de p
Subgrupo I (Água destilada)	1.39±0.43	1.19±0.39	0.19±0.80	0.53	0.619 NS, p>0,05
Subgrupo II (Solução para bebidas)	1.02±0.24	0.92±0.39	0.10±0.27	0.82	0.455 NS, p>0,05

A resistência média à tração do subgrupo I - Água destilada no dia 1 foi de 1,39±0,43 e no dia 7 foi de 1,19±0,39. Utilizando o teste t de Student emparelhado, não foi encontrada nenhuma diferença estatisticamente significativa na resistência média de ligação à tração no dia 1 e no dia 7 (t=0,53, valor de p=0,619).

A resistência média à tração do subgrupo II- Beverage Solution no dia 1 foi de 1,02±0,24 e no dia 7 foi de 0,92±0,39. Utilizando o teste t de Student emparelhado, não foi encontrada nenhuma diferença estatisticamente significativa na resistência média da ligação à tração no dia 1 e no dia 7 (t=0,82, valor de p=0,455).

Gráfico 1: Comparação da resistência à tração (Mpa) no Grupo A- Cetona em ambos os subgrupos no Dia 1 e no Dia 7

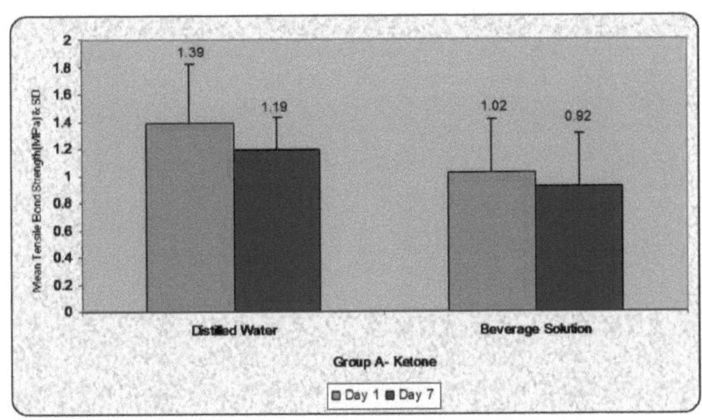

Tabela 5: Comparação da resistência à tração (Mpa) no Grupo P - Polido em ambos os subgrupos no Dia 1 e no Dia 7

Teste t de Student emparelhado

Subgrupos	Dia 1	Dia 7	Diferença média	valor t	valor de p
Subgrupo I (Água destilada)	1.25±0.17	0.76±0.19	0.48±0.04	26.12	0.000 S, p<0,05
Subgrupo II (Solução para bebidas)	1.23±0.40	0.73±0.09	0.50±0.46	2.41	0.073 NS, p>0,05

A resistência média à tração do subgrupo I - Água destilada no dia 1 foi de 1,25±0,17 e no dia 7 foi de 0,76±0,19 . Utilizando o teste t de Student emparelhado, foi encontrada uma diferença estatisticamente significativa na resistência média à tração no dia 1 e no dia 7 (t=26,12, p-value=0,000)

A resistência média à tração do subgrupo II- Beverage Solution no dia 1 foi de 1,23±0,40 e no dia 7 foi de 0,73±0,09. Utilizando o teste t de Student emparelhado, não foi encontrada qualquer diferença estatisticamente significativa na resistência média da ligação à tração no dia 1 e no dia 7 (t=2,41, p-value=0,073).

Gráfico 2: Comparação da resistência à tração (Mpa) no Grupo P- Polido em ambos os subgrupos no Dia 1 e no Dia 7

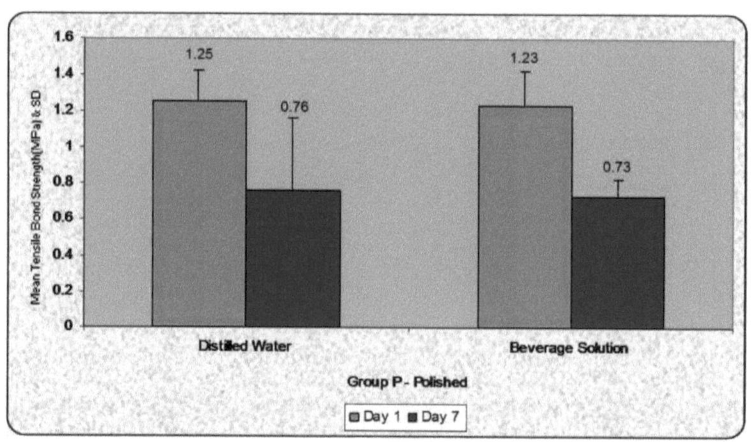

Tabela 6 : Comparação da resistência à tração (MPa) no Grupo S- Jato de areia em ambos os subgrupos no Dia 1 e no Dia 7

Teste t de Student emparelhado

Subgrupos	Dia 1	Dia 7	Diferença média	valor t	valor de p
Subgrupo I (Água destilada)	0.99±0.19	0.86±0.17	0.13±0.35	0.847	0.445 NS,p>0,05
Subgrupo II (Solução para bebidas)	0.89±0.16	0.80±0.34	0.08±0.22	0.836	0.450 NS,p>0,05

A resistência média à tração do subgrupo I - Água destilada no dia 1 foi de 0,99±0,19 e no dia 7 foi de 0,86±0,17. Utilizando o teste t de student emparelhado, não foi encontrada nenhuma diferença estatisticamente significativa na resistência média de ligação à tração no dia 1 e no dia 7 (t=0,847, p-value=0,445)

A resistência média à tração do subgrupo II- Beverage Solution no dia 1 foi de 0,89±0,16 e no dia 7 foi de 0,80±0,34. Utilizando o teste t de Student emparelhado, não foi encontrada nenhuma diferença estatisticamente significativa na resistência média da ligação à tração no dia 1 e no dia 7 (t=0,836, valor de p=0,450).

Gráfico 3: Comparação da resistência à tração (MPa) no Grupo S- Jato de areia em ambos os subgrupos no Dia 1 e no Dia 7

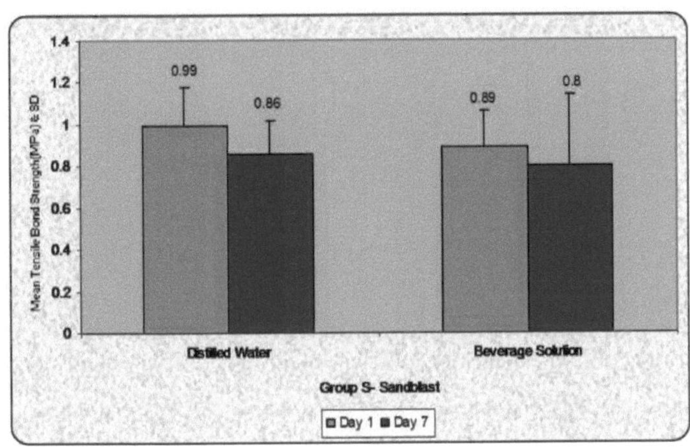

Tabela 7: Comparação da resistência da ligação à tração (MPa) no Grupo G- Groove em ambos os subgrupos no Dia 1 e no Dia 7

Teste t de Student emparelhado

Subgrupos	Dia 1	Dia 7	Diferença média	valor t	valor de p
Subgrupo I (Água destilada)	1.18±0.38	1.14±0.44	0.03±0.54	0.156	0.884 NS,p>0,05
Subgrupo II (Solução para bebidas)	1.01±0.18	1.00±0.26	0.01±0.17	0.177	0.868 NS,p>0,05

A resistência média à tração do subgrupo I - Água destilada no dia 1 foi de 1,18±0,38 e no dia 7 foi de 1,14±0,44. Utilizando o teste t de Student emparelhado, não foi encontrada nenhuma diferença estatisticamente significativa na resistência média de ligação à tração no dia 1 e no dia 7 (t=0,156, valor de p=0,884)

A resistência média à tração do subgrupo II- Beverage Solution no dia 1 foi de 1,01±0,18 e no dia 7 foi de 1,00±0,26. Utilizando o teste t de Student emparelhado, não foi encontrada qualquer diferença estatisticamente significativa na resistência média da ligação à tração no dia 1 e no dia 7 (t=0,177, valor de p=0,868).

Gráfico 4: Comparação da resistência à tração (MPa) no Grupo G- Groove em ambos os subgrupos no Dia 1 e no Dia

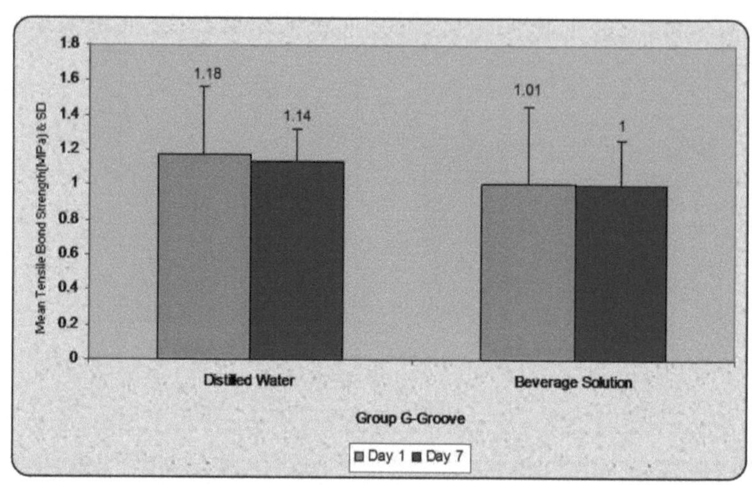

Tabela 8: Comparação da resistência à tração (MPa) no Grupo M- Monómero em ambos os subgrupos no Dia 1 e no Dia 7

Teste t de Student emparelhado

Subgrupos	Dia 1	Dia 7	Diferença média	valor t	valor de p
Subgrupo I (Água destilada)	1.26±0.29	1.03±0.19	0.22±0.17	2.971	0.041 S,p<0,05
Subgrupo II (Solução para bebidas)	1.05±0.30	0.91±0.18	0.13±0.28	1.060	0.349 NS,p>0,05

A resistência média à tração do subgrupo I- Água destilada no dia 1 foi de 1,26±0,29 e no dia 7 foi de 1,03±0,19. Utilizando o teste t de Student emparelhado, foi encontrada uma diferença estatisticamente significativa na resistência média da ligação à tração no dia 1 e no dia 7 (t=2,971, p-value=0,041)

A resistência média à tração do subgrupo II- Solução de bebida no dia 1 foi de 1,05±0,30 e no dia 7 foi de 0,91±0,18. Utilizando o teste t de Student emparelhado, não foi encontrada nenhuma diferença estatisticamente significativa na resistência média da ligação à tração no dia 1 e no dia 7 (t=1,060 p-value= 0,349).

Gráfico 5: Comparação da resistência à tração (MPa) no Grupo M-Monómero em ambos os subgrupos no Dia 1 e no Dia 7

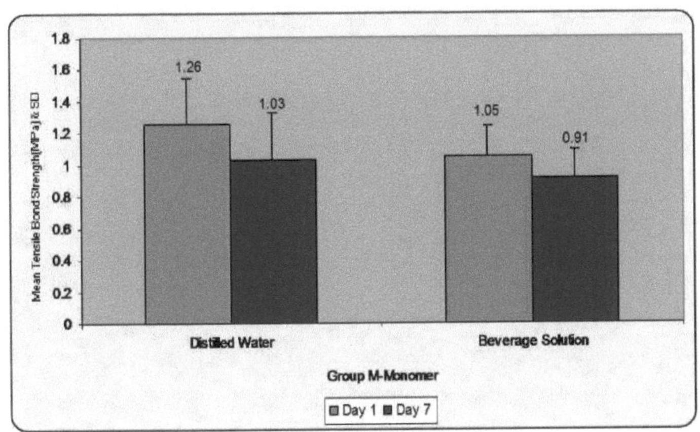

Tabela 9: Comparação da resistência à tração (Mpa) no Grupo A- Cetona em ambos os subgrupos no Dia 1 e no Dia 7

Teste t de Student não pareado

Dia	Subgrupo I (Água destilada)	Subgrupo II (Solução para bebidas)	Diferença média	valor t	valor de p
Dia 1	1.39±0.43	1.02±0.24	0.36±0.22	1.63	0.14 NS,p>0,05
Dia 7	1.19±0.39	0.92±0.39	0.27±0.25	1.09	0.30 NS,p>0,05

A resistência média à tração no dia 1 do subgrupo I - água destilada foi de 1,39±0,43 e no subgrupo II - solução de bebida foi de 1,02±0,24. Utilizando o teste t de student não pareado, não foi encontrada diferença estatisticamente significativa na resistência média à tração entre os subgrupos I e II (t=1,63, p-valor=0,14).

A resistência média à tração no dia 1 do subgrupo I - água destilada foi de 1,19±0,39 e no subgrupo II - solução de bebida foi de 0,92±0,39. Usando o teste t de student não pareado, não foi encontrada diferença estatisticamente significativa na resistência média de união à tração entre os subgrupos I e II (t=1,09, valor p=0,30).

Gráfico 6: Comparação da resistência à tração (Mpa) no Grupo A- Cetona em ambos os subgrupos no Dia 1 e no Dia 7

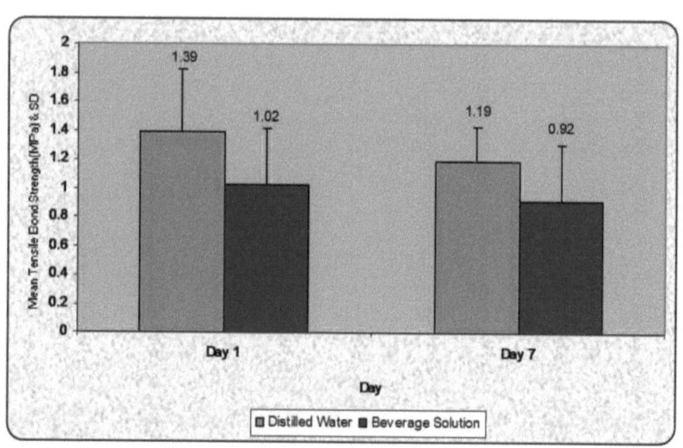

Tabela 10: Comparação da resistência à tração (Mpa) no Grupo P - Polido em ambos os subgrupos no Dia 1 e no Dia 7

Teste t de Student não pareado

Dia	Subgrupo I (Água destilada)	Subgrupo II (Solução para bebidas)	Diferença média	valor t	valor de p
Dia 1	1.25±0.17	1.23±0.40	0.01±0.19	0.08	0.93 NS,p>0,05
Dia 7	0.76±0.19	0.73±0.09	0.03±0.09	0.39	0.70 NS,p>0,05

A resistência média à tração no dia 1 do subgrupo I - água destilada foi de 1,25±0,17 e no subgrupo II - solução de bebida foi de 1,23±0,40. Utilizando o teste t de student não pareado, não foi encontrada nenhuma diferença estatisticamente significativa na resistência média à tração entre os subgrupos I e II (t=0,08, p-value=0,93). A resistência média à tração no dia 1 do subgrupo I - água destilada foi de 0,76±0,19 e no subgrupo II - solução de bebida foi de 0,73±0,09. Usando o teste t de student não pareado, não foi encontrada diferença estatisticamente significativa na resistência média de união à tração entre os subgrupos I e II (t=0,39, p-valor=0,70)

Gráfico 7: Comparação da resistência à tração (MPa) no Grupo P- Polido em ambos os subgrupos no Dia 1 e no Dia 7

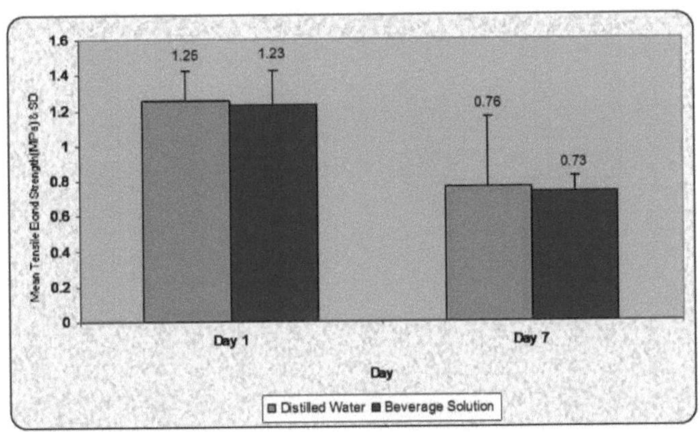

Tabela 11 : Comparação da resistência à tração (MPa) no Grupo S - Jato de areia

Em ambos os subgrupos no Dia 1 e no Dia 7

Teste t de Student não pareado

Dia	Subgrupo I (Água destilada)	Subgrupo II (Solução para bebidas)	Diferença média	valor t	valor de p
Dia 1	0.99±0.19	0.89±0.16	0.10±0.11	0.91	0.38 NS,p>0,05
Dia 7	0.86±0.17	0.80±0.34	0.05±0.17	0.31	0.05 NS,p>0,05

A resistência média à tração no dia 1 do subgrupo I - Água destilada foi de 0,99±0,19 e no subgrupo II - Solução de bebida foi de 0,89±0,16. Utilizando o teste t de student não pareado, não foi encontrada diferença estatisticamente significativa na resistência média à tração entre os subgrupos I e II (t=0,91, p-valor= 0,38).

A resistência média à tração no dia 1 do subgrupo I - água destilada foi de 0,86±0,17 e no subgrupo II - solução de bebida foi de 0,80±0,34. Utilizando o teste t de student não pareado, não foi encontrada nenhuma diferença estatisticamente significativa na resistência média à tração entre os subgrupos I e II (t=0,31, p-valor=0,05)

Gráfico 8: Comparação da resistência à tração (MPa) no Grupo S- Jato de areia em ambos os subgrupos no Dia 1 e no Dia 7

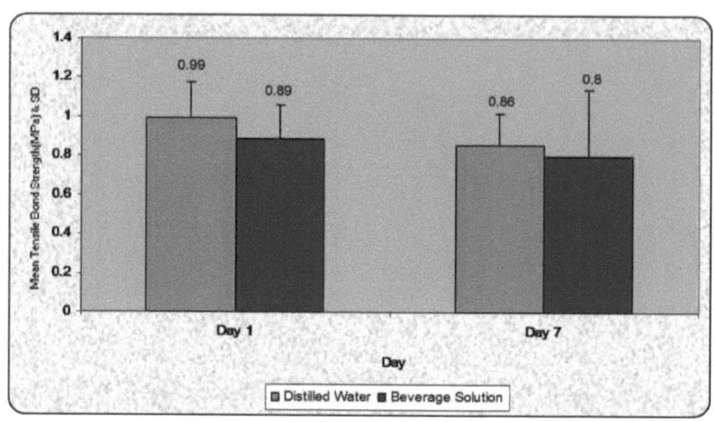

Tabela 12: Comparação da resistência da ligação à tração (MPa) no Grupo G- Groove em ambos os subgrupos no Dia 1 e no Dia 7

Teste t de Student não pareado

Dia	Subgrupo I (Água destilada)	Subgrupo II (Solução para bebidas)	Diferença média	valor t	valor de p
Dia 1	1.18±0.38	1.01±0.18	0.16±0.19	0.87	0.40 NS,p>0,05
Dia 7	1.14±0.44	1.00±0.26	0.14±0.23	0.61	0.55 NS,p>0,05

A resistência média à tração no dia 1 do subgrupo I - Água destilada foi de 1,18±0,38 e no subgrupo II - Solução de bebida foi de 1,01±0,18. Usando o teste t de student não pareado, não foi encontrada diferença estatisticamente significativa na resistência média de união à tração entre os subgrupos I e II (t=0,87, valor de p=0,40).

A resistência média à tração no dia 1 do subgrupo I - água destilada foi de 1,14±0,44 e no subgrupo II - solução de bebida foi de 1,00±0,26. Utilizando o teste t de student não pareado, não foi encontrada nenhuma diferença estatisticamente significativa na resistência média à tração entre os subgrupos I e II (t=0,61, p-valor=0,55)

Gráfico 9: Comparação da resistência à tração (MPa) no Grupo G- Groove em ambos os subgrupos no Dia 1 e no Dia 7

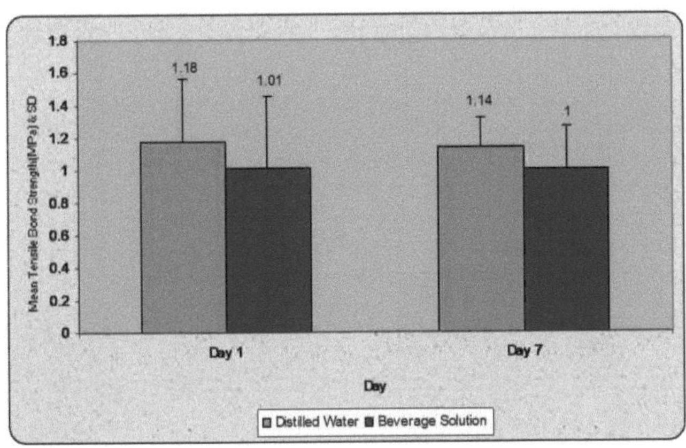

Tabela 13: Comparação da resistência à tração (MPa) no Grupo M- Monómero em ambos os subgrupos no Dia 1 e no Dia 7

Teste t de Student não pareado

Dia	Subgrupo I (Água destilada)	Subgrupo II (Bebidas Solução)	Média Diferença	valor t	valor de p
Dia 1	1.26±0.29	1.05±0.30	0.21±0.18	1.12	0.29 NS,p>0,05
Dia 7	1.03±0.19	0.91±0.18	0.12±0.12	1.01	0.30 NS,p>0,05

A resistência média à tração no dia 1 do subgrupo I - Água destilada foi de 1,26±0,29 e no subgrupo II - Solução de bebida foi de 1,05±0,30. Utilizando o teste t de student não pareado, não foi encontrada diferença estatisticamente significativa na resistência média de união à tração entre os subgrupos I e II (t=1,12, valor p=0,29).

A resistência média à tração no dia 1 do subgrupo I - água destilada foi de 1,03±0,19 e no subgrupo II - solução de bebida foi de 0,91±0,18. Utilizando o teste t de student não pareado, não foi encontrada nenhuma diferença estatisticamente significativa na resistência média à tração entre os subgrupos I e II (t=1,01, valor p=0,30).

Gráfico 10: Comparação da resistência à tração (MPa) no Grupo M- Monómero em ambos os subgrupos no Dia 1 e no Dia 7

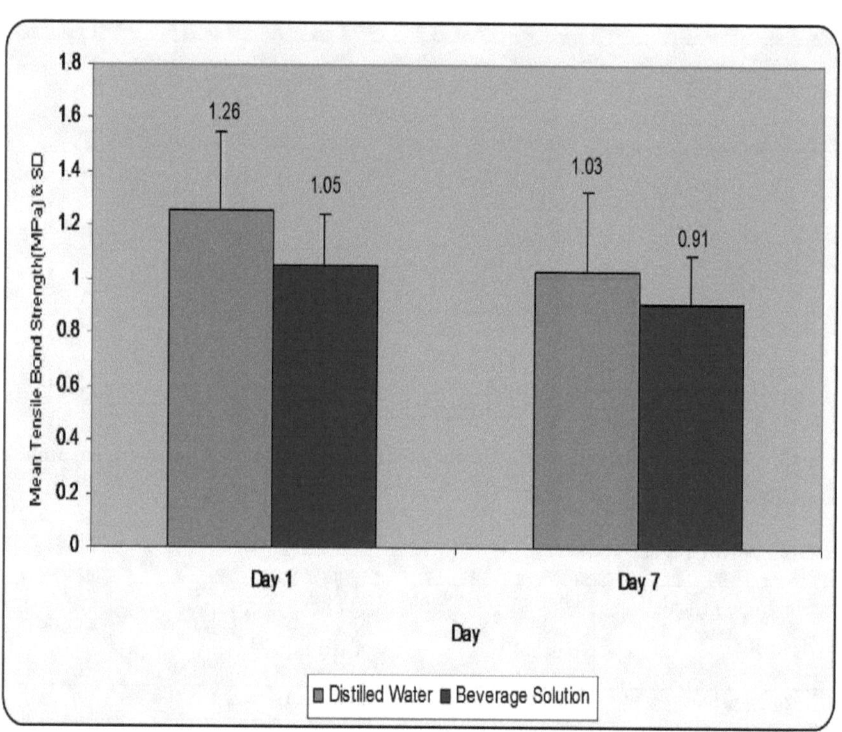

Tabela 14: Comparação da resistência à tração (MPa) do primeiro subgrupo de água destilada dos quatro grupos em comparação com o grupo de controlo no Dia 1 e no Dia 7

Comparações múltiplas: Teste D de Dunnett

Estatísticas descritivas

Dia	Grupo	N	Média	Desvio Std. Desvio	Erro Std.
Dia 1	Cetona	5	1.39	0.43	0.19
	Jato de areia	5	0.99	0.19	0.08
	Groove	5	1.18	0.38	0.17
	Monómero	5	1.26	0.29	0.13
	Polido	5	1.25	0.17	0.08
Dia 7	Cetona	5	1.19	0.39	0.17
	Jato de areia	5	0.86	0.17	0.07
	Groove	5	1.14	0.44	0.19
	Monómero	5	1.03	0.19	0.08
	Polido	5	0.76	0.19	0.08

A resistência média à tração no dia 1 para o grupo da cetona foi de 1,39±0,43, para o jato de areia foi de 0,99±0,19, para o sulco foi de 1,18±0,38, para o monómero foi de 1,26±0,29 e para o polido foi de 1,25±0,17.

A resistência média à tração no dia 7 para o grupo da cetona foi de 1,19±0,39, para o jato de areia foi de 0,86±0,17, para o sulco foi de 1,14±0,44, para o monómero foi de 1,03±0,19 e para o polido foi de 0,76±0,19.

Quadro 15 : ANOVA DE UM CAMINHO

	Fontes de variação	Soma de quadrados	df	Quadrado médio	F	valor de p
	Entre grupos	0.41	4	0.103		0.412
Dia 1	Dentro dos grupos	1.98	20	0.099	1.038	
	Total	2.39	24			NS,p>0,05
	Entre grupos	0.67	4	0.168		0.165
Dia 7	Dentro dos grupos	1.85	20	0.093	1.817	
	Total	2.52	24			NS,p>0,05

Utilizando a ANOVA de uma via, não foi encontrada nenhuma variação estatisticamente significativa na resistência média à tração dos cinco grupos no dia 1 (valor F=1,038, valor p=0,412) e no dia 7 (F=1,817, valor p=0,165)

Quadro 16 : COMPARAÇÕES MÚLTIPLAS: TESTE DE DUNNETT D

Comparação múltipla: Teste D de Dunnett

Dia	Grupo		Diferença média	Erro Std.	valor de p	Intervalo de confiança de 95%	
						Limite inferior	Limite superior
	Cetona		0.13	0.19	0.898 NS,p>0,05	-0.39	0.66
Dia 1	Jato de areia	Polido	-0.25	0.19	0.524 NS,p>0,05	-0.78	0.27
	Groove		-0.06	0.19	0.991 NS,p>0,05	-0.59	0.46

	Monómero		0.01	0.19	1.000 NS,p>0,05	-0.51	0.53
Dia 7	Cetona	Polido	0.42	0.19	0.116 NS,p>0,05	-0.08	0.93
	Jato de areia		0.09	0.19	0.966 NS,p>0,05	-0.41	0.60
	Groove		0.38	0.19	0.183 NS,p>0,05	-0.13	0.89
	Monómero		0.27	0.19	0.450 NS,p>0,05	-0.24	0.78

Ao comparar a resistência da ligação à tração nos quatro grupos com o grupo polido de controlo, não foram encontradas diferenças estatisticamente significativas na resistência média da ligação à tração em todos os grupos (p>0,05) no dia 1 e no dia 7, respetivamente.

Gráfico 11 : Comparação da resistência à tração (MPa) do primeiro subgrupo de água destilada dos quatro grupos em comparação com o grupo de controlo no Dia 1 e no Dia 7

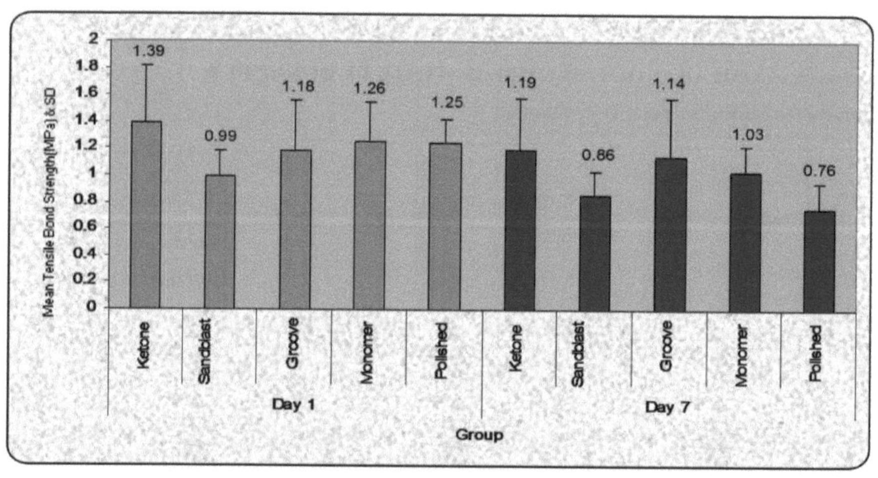

Tabela 17: Comparação da resistência à tração (MPa) do primeiro subgrupo da solução de bebida dos quatro grupos em comparação com o grupo de controlo no Dia 1 e no Dia 7 Comparações múltiplas: Teste D de Dunnett

Estatísticas descritivas

Dia	Grupo	N	Média	Desvio Std. Desvio	Erro Std.
Dia 1	Cetona	5	1.02	0.24	0.11
	Jato de areia	5	0.89	0.16	0.07
	Groove	5	1.01	0.18	0.08
	Monómero	5	1.05	0.30	0.13
	Polido	5	1.23	0.40	0.18
Dia 7	Cetona	5	0.92	0.39	0.17
	Jato de areia	5	0.80	0.34	0.15
	Groove	5	1.00	0.26	0.11
	Monómero	5	0.91	0.18	0.08
	Polido	5	0.73	0.09	0.04

A resistência média à tração no dia 1 para o grupo da cetona foi de 1,02±0,24, para o jato de areia foi de 0,89±0,16, para o sulco foi de 1,01±0,18, para o monómero foi de 1,05±0,30 e para o polido foi de 1,23±0,40. A resistência média à tração no dia 7 para o grupo da cetona foi de 0,92±0,39, para o jato de areia foi de 0,80±0,34, para o sulco foi de 1,00±0,26, para o monómero foi de 0,91±0,18 e para o polido foi de 0,73±0,09.

Quadro 18 : ANOVA DE UM CAMINHO

Dia	Fontes de variação	Soma de quadrados	df	Quadrado médio	F	valor de p
Dia 1	Entre grupos	0.30	4	0.07	1.007	0.427
	Dentro dos grupos	1.52	20	0.07		NS,p>0,05
	Total	1.82	24			
Dia 7	Entre grupos	0.23	4	0.05		0.581
	Dentro dos grupos	1.57	20	0.07	0.732	NS,p>0,05
	Total	1.80	24			

Utilizando a ANOVA de uma via, não foi encontrada nenhuma variação estatisticamente significativa na resistência média à tração dos cinco grupos no dia 1 (valor F=1,007, valor p=0,427) e no dia 7 (F=0,732, valor p=0,581)

Quadro 19: COMPARAÇÕES MÚLTIPLAS: TESTE DUNNETT D

Dia	Grupo	Diferença média	Erro Std.	valor de p	Intervalo de confiança de 95%	
					Limite	Limite

						inferior	superior
Dia 1	Cetona	Polido	-0.21	0.17	0.555 NS,p>0,05	-0.67	0.24
	Jato de areia		-0.34	0.17	0.185 NS,p>0,05	-0.80	0.11
	Groove		-0.22	0.17	0.540 NS,p>0,05	-0.68	0.24
	Monómero		-0.18	0.17	0.671 NS,p>0,05	-0.64	0.27
Dia 7	Cetona	Polido	0.190	0.17	0.660 NS,p>0,05	-0.27	0.662
	Jato de areia		0.07	0.17	0.976 NS,p>0,05	-0.39	0.542
	Groove		0.27	0.17	0.368 NS,p>0,05	-0.19	0.74
	Monómero		0.18	0.17	0.682 NS,p>0,05	-0.28	0.65

Ao comparar a resistência da ligação à tração nos quatro grupos com o grupo polido de controlo, não foram encontradas diferenças estatisticamente significativas na resistência média da ligação à tração em todos os grupos (p>0,05) no dia 1 e no dia 7, respetivamente.

Gráfico 12: Comparação da resistência à tração (MPa) do primeiro subgrupo da solução de bebida dos quatro grupos em comparação com o grupo de controlo no Dia 1 e no Dia 7

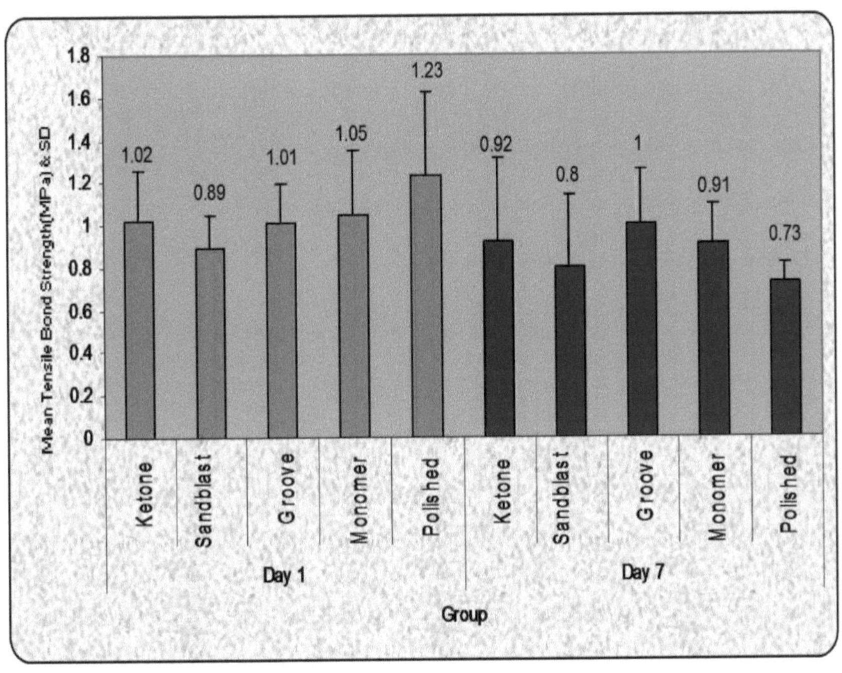

Mean Tensile Bond Strength(MPa) & SD
1.8
1.6
1.4
1.2
1
0.8
0.6
0.4
0.2
0
1.02
0.89
1.01
1.05
1.23
0.92
0.8
1
0.91
0.73
Ketone
Sandblast
Groove
Monomer
Polished
Ketone
Sandblast
Groove
Monomer
Polished
Day 1
Day 7
Group

DISCUSSÕES

As forças de compressão multidireccionais durante a função mastigatória e a parafunção não são adequadamente controladas por um utilizador de prótese total. A limitação da propriocepção impede o utilizador de uma prótese de aplicar uma carga mastigatória óptima. A mucosa oral não está adequadamente protegida sob as próteses completas.[1]

Por razões de retenção, estabilidade e manutenção da dimensão, os materiais rígidos são normalmente utilizados no fabrico de bases de dentaduras. Durante a utilização de dentaduras completas, o rebordo alveolar residual sofre reabsorção. A reabsorção é maior se a dentadura estiver a funcionar contra a dentição natural. Um rebordo bem formado é um pré-requisito para o tratamento com próteses completas. Tendo em conta o aumento da esperança de vida, os indivíduos idosos são obrigados a usar as próteses completas durante um período de tempo mais longo, o que resulta numa redução considerável dos rebordos, comprometendo a forma do rebordo e reduzindo o prognóstico do tratamento subsequente da prótese.[3]

Os revestimentos macios destinados ao revestimento de próteses removíveis e outras próteses orais e maxilofaciais são utilizados para distribuir uniformemente as forças aplicadas aos tecidos moles durante a função. A superfície de contacto com os tecidos da prótese é coberta com o revestimento macio e espera-se que esta estrutura revestida tenha um efeito cicatrizante na mucosa e proporcione conforto ao doente.[41]

O papel do revestimento macio foi identificado há quase um século, mas só foi considerado como um problema sério num passado recente. Foram experimentados muitos materiais para este fim, dos quais dois tipos, as resinas plastificadas e os silicones, conseguiram resistir ao teste do tempo. Foram feitas tentativas para incorporar plastificantes como o ftalato de dibutilo nas resinas como o polidimetilmetacrilato, os metacrilatos de n-propilo e n-butilo. Estes materiais comportaram-se como uma almofada durante um período de tempo limitado. O plastificante lixiviou para o ambiente, reduzindo a elasticidade ao longo do tempo, o que anula o objetivo para o qual foi fabricado.[37]

Contudo, estes materiais macios eram altamente compatíveis com as resinas da base da prótese e aderiram com sucesso. Outra tentativa nesta direção foi a utilização de um material elástico como o silicone, que aderisse à base da prótese. Não existe afinidade química entre o acrílico e os silicones. A utilização de silicone exigiu a utilização de um adesivo à base de borracha para ser aplicado entre a base da prótese e o revestimento macio.[37]

Para obter forças de ligação adequadas, os revestimentos moles necessitam normalmente de agentes de ligação especiais que interagem com a camada de superfície do polímero da base da prótese e do revestimento mole. Foram utilizados vários tipos diferentes de agentes de ligação para materiais de revestimento macio de silicone. Uma fórmula popular utilizada para materiais recentes contém uma substância polimérica dissolvida num solvente. Esta substância pode ser uma molécula reactiva, ou seja, um organo-silano que normalmente melhora a ligação com os seus grupos reactivos, ou moléculas como o PMMA dissolvido em solventes que funcionam aumentando a molhabilidade do substrato e impregnando a camada superficial com os ingredientes poliméricos". Um agente de ligação à base de solvente aumenta a resistência da ligação, inchando a superfície e melhorando a molhabilidade do substrato. Os solventes também têm a vantagem de limpar a superfície dos poluentes ambientais e de dissolver e dispersar as partículas soltas que cobrem a superfície do PMMA. Alguns dos solventes são também capazes de deslocar a água e penetrar mais profundamente no polímero, facilitando assim a penetração dos monómeros.[41]

A ligação entre o revestimento macio e a base da prótese é um fator crucial porque um revestimento macio só pode funcionar se estiver corretamente aderido à base da prótese. A resina de base de prótese de polimetilmetacrilato (PMMA) e o material de revestimento de silicone têm estruturas moleculares diferentes e não podem ser ligados quimicamente. A ligação é conseguida através do polímero de silicone (metil siloxano) num solvente volátil ou através da utilização de agentes de ligação de alquil silano.[5]

A ligação tem sido um tópico de interesse para muitos cientistas, tal como evidenciado pela abundância de literatura sobre ligação. Os estudos realizados por **Eick J.D.**[6] , **Zafrulla Khan**[17] ,

Fumiaki Kawano[18] etc., são testemunho deste facto. Foram experimentados diferentes tipos de agentes de ligação para revestimentos macios à base de silicone. Os agentes de ligação utilizados para silicones são 4040, S-2260, 1200 e Y-metacrilato propil-trimetoxisilano. O efeito de várias bebidas e tratamentos de superfície não foi estudado em pormenor no passado. O presente estudo foi concebido para descobrir o efeito de uma solução de bebida como a pepsi na ligação entre os revestimentos macios e a resina de base de dentadura após vários tratamentos de superfície com a ajuda de jato de areia, acetona e preparação de monómeros e ranhuras.

No presente estudo, todos os moldes e espaçadores foram preparados com as mesmas dimensões, de modo a padronizar a forma dos blocos da base da prótese e a espessura dos revestimentos macios da prótese. As matrizes e os espaçadores foram revestidos com borracha de silicone dura mas flexível para facilitar a remoção dos espécimes processados do frasco. A metodologia do presente estudo é quase semelhante à do estudo de **Ayse Mese et al.**[46] Vários factores podem afetar a ligação entre os materiais de revestimento macio e as bases de prótese, tais como o envelhecimento em água, a utilização de adesivo e a natureza do material da base de prótese.

No presente estudo, a resistência à tração, por ordem decrescente, após imersão em água destilada no dia 1 e no dia 7, é a seguinte: Acetona (1,39 Mpa), Monómero (1,26 Mpa), Polido (1.25 Mpa), Ranhura (1,18 Mpa), Jato de areia (0,89 Mpa) e Acetona (1,19 Mpa), Ranhura (1,14 Mpa), Monómero (1,03 Mpa), Jato de areia (0,86 Mpa), Polido (0,76 Mpa) respetivamente.

A resistência à tração, por ordem decrescente de imersão em solução de bebida após o dia 1 e o dia 7, é Polida (1,23 Mpa), Monómero (1,05 Mpa), Acetona (1,02 Mpa), Ranhura (1,01 Mpa), Jato de areia (0,89 Mpa) e Ranhura (1,00 Mpa), Acetona (0,92 Mpa), Monómero (0,91 Mpa), Jato de areia (0,80 Mpa) e Polida (0,73 Mpa), respetivamente.

Foi referido que uma força de ligação de 4,5 kg/cm2 (0,44 Mpa) é o valor mínimo para a utilização clínica de materiais de revestimento de próteses moles.[43] Verificou-se que a resistência de união à tração de todos os espécimes era superior a 0,44 Mpa, pelo que todos os métodos de tratamento de superfície são clinicamente aceitáveis.

Ao comparar a força de ligação à tração nos quatro grupos tratados com superfície, em comparação com o grupo polido de controlo, não foi encontrada qualquer diferença estatisticamente significativa no dia 1 e no dia 7, tanto na água destilada como na solução de bebida. Este resultado contradiz o estudo conduzido por **Duygu Sarac** *et al*[41] que concluiu que a aplicação de diferentes condicionadores químicos aumentou a força de ligação do material de revestimento de próteses moles à base de silicone à resina de base de prótese, em comparação com o grupo de controlo. Entre os grupos experimentais, a maior resistência de união foi obtida com o tratamento com MMA durante 180 segundos (2,22 Mpa), e todos os grupos apresentaram valores de resistência de união de 1,44 Mpa ou superiores no momento da falha. A humidificação da superfície da base da prótese com MMA durante 180 segundos proporcionou valores médios de resistência de união mais elevados em comparação com os espécimes que não receberam qualquer tratamento de superfície, ou com os espécimes que receberam tratamentos com humidificação com clorofórmio durante 5 segundos ou com acetona durante 5 segundos. No seu estudo, foi utilizado um material de revestimento de cura a frio à base de silicone Mollosil. A hipótese de investigação era que a natureza do material de revestimento e a metodologia teriam um impacto diferente na resistência de união do revestimento macio à base de silicone à resina de base de dentadura. No presente estudo, foi utilizado o material de revestimento Molloplast B curado pelo calor

Nistha Madan[57] concluiu que as próteses moles polimerizadas a quente requerem mais tempo de processamento do que os revestimentos autopolimerizados, mas apresentam propriedades de adesão muito melhores à resina da base da prótese e, por isso, devem ser preferidas quando o revestimento macio tem de ser utilizado durante um período de tempo mais longo. A ligação entre a resina de base de prótese e o material de revestimento à base de silicone depende completamente do adesivo, um solvente que dissolve a superfície da resina de base de prótese, como o monómero de resina acrílica. No presente estudo, não foi encontrada qualquer diferença significativa entre o tratamento com partículas transportadas pelo ar e o tratamento com pré-superfície de monómero, tanto em água destilada como em solução de bebida, o que contrasta novamente com o estudo de **Y Sinsi Sarac et**

al[5] , que observou que o inchaço da base exterior da prótese por humedecimento com MMA e a penetração do adesivo daí resultante reduzem melhor a fuga de fluidos nesta interface do que o simples desbaste. O adesivo do revestimento macio pode entrar e ficar preso na camada mais exterior da base da prótese, oferecendo uma ligação mais íntima e aderente do que qualquer um dos outros 2 tratamentos testados. Concluíram que a utilização de abrasão com partículas transportadas pelo ar demonstrou a maior microinfiltração de todos os tratamentos. Esta descoberta indica que, apenas com a rugosidade, o adesivo pode não ser capaz de se adaptar às pequenas irregularidades formadas, e o fluido pode entrar muito mais facilmente do que se o adesivo fosse aplicado na base da prótese não tratada (controlo). No seu estudo, o revestimento de prótese autopolimerizável Ufi Gel P- specific foi preparado misturando comprimentos iguais de base e catalisador sem bolhas durante 30 segundos. O material de revestimento foi polimerizado utilizando uma carga estática de 2,5 kg durante 10 minutos. Foram preparados blocos de PMMA (40 x 40 x 6 mm) e foi colocada uma camada de material macio com 2 mm de espessura. Assim, pode concluir-se que a diferença no resultado pode dever-se à diferença na metodologia e no revestimento macio utilizado.

Jacob M. Phillip et al[59] formulado para avaliar e estimar a influência de vários pré-tratamentos da superfície da resina de base de prótese (químicos, mecânicos e combinados) na resistência de ligação à tração entre um revestimento de prótese à base de acetato de polivinilo e uma resina de base de prótese. Os espécimes não tratados (controlo) apresentaram a menor resistência de união. Isto pode dever-se à limitada área de superfície disponível para a ligação quando comparada com os outros grupos pré-tratados. Os espécimes pré-tratados com acetona exibiram um aumento significativo na força de ligação após imersão em saliva artificial, em comparação com os grupos de controlo (P <.05). A acetona, sendo um solvente orgânico, pode ter penetrado na superfície da resina de metacrilato de metilo, criando microvazios na superfície da resina, aumentando assim a área de superfície para o revestimento aderir à base da prótese. Os espécimes pré-tratados com monómero de metacrilato de metilo apresentaram um aumento significativo na força de adesão após imersão em saliva artificial, em comparação com os grupos de controlo (P <.05). O monómero proporcionou um condicionamento adicional e aumentou a área de superfície através da criação de microvazios, aumentando assim a área de superfície disponível para o revestimento aderir à resina. Os espécimes pré-tratados com abrasão de partículas transportadas pelo ar apresentaram um aumento insignificante na resistência de união após imersão, em comparação com os grupos de controlo (P <.05). Isto pode ser devido ao aumento insuficiente da área de superfície da base da prótese para causar um aumento significativo na força de ligação quando comparada com o grupo de controlo. O pré-tratamento com monómero exibiu uma força de ligação mais elevada de (0,054 Mpa) do que o grupo da acetona (0,043 Mpa) quando avaliado às 24 horas. Os resultados de uma semana mostraram (0,114029 Mpa) e (0,116186 Mpa), e os resultados de um mês foram (0,113871 Mpa) e (0,116014 Mpa), respetivamente, após imersão na saliva artificial.

Os resultados de Os mecanismos de adesão dos materiais de reembasamento duros aos materiais de base de prótese PMMA dependem do inchaço da superfície pelo monómero ou solvente, da difusão dos monómeros no material de base de prótese PMMA inchado, da polimerização e da formação da rede interprismática IPN.[24, 41, 34, 19] Os primários que consistem em solventes podem dissolver a superfície da base da prótese e promover a penetração da resina acrílica do reembasador na resina da base da prótese. Estas reacções podem resultar na formação de uma camada mista de resina acrílica de revestimento e resina de base de prótese.[25]

A contaminação, a humidade e a estrutura da superfície do polímero da base da prótese afectam negativamente a força de adesão. [51] A saliva artificial pode afetar o pH da área tratada da superfície e a força de adesão.

Quando se comparou a resistência à tração (Mpa) na superfície polida do Grupo P, verificou-se uma diferença significativa na resistência média à tração no Dia 1 (1,25 Mpa) e no Dia 7 (0,76 Mpa) em água destilada e quando se comparou a resistência à tração (Mpa) na superfície monomérica do Grupo M, verificou-se uma diferença significativa na resistência média à tração no Dia 1 (1,26 Mpa) e no Dia 7 (1,03 Mpa) em água destilada. **Ayse Mese et al**[46] explicaram que os valores de dureza dos materiais de revestimento macio eram mais elevados em conjugação com o aumento da duração do armazenamento em água, mas os valores de resistência de união eram mais baixos. A dureza, a alteração de peso, a resistência à tração, a resistência ao rasgamento e a estabilidade da cor são propriedades adicionais dos revestimentos de dentaduras moles. Registaram-se diferenças significativas nos valores de dureza e de resistência de união dos materiais de revestimento macios. O revestimento macio definitivo à base de silicone polimerizado a quente (Molloplast-B) tinha uma resistência de união significativamente mais elevada e valores de dureza mais baixos do que os outros. A exposição prolongada à água produziu valores de dureza significativamente mais elevados e valores de resistência de união mais baixos. Cada grupo de espécimes foi armazenado em água durante 1 dia, 1 semana ou 1,3 ou 6 meses. Os valores de resistência de união de todos os materiais de revestimento macio foram mais baixos com o aumento da duração da imersão. Estes resultados estão de acordo com os de outros investigadores **Zafrulla khan et al**[17] e **Polyzois GL**[20] que sugeriram que o armazenamento em água reduziu a resistência de união do revestimento macio.

Com base nas composições químicas e no aumento do tempo, a força de ligação foi significativamente menor ao longo do tempo. No presente estudo, as amostras foram armazenadas em água destilada durante 1 dia e 1 semana. A resistência de união à tração de todos os espécimes diminuiu, mas foi observada uma diferença clinicamente significativa na superfície polida, onde não houve tratamento de superfície, e nos espécimes tratados com pré-superfície de monómero do Grupo M. Estes resultados estão parcialmente de acordo com **Polyzois**[20] que referiu que o armazenamento de água reduziu a resistência de união do revestimento macio. Os valores da força de ligação foram alterados com o tempo enquanto as amostras foram mantidas em água. **A.K.Aydin et al**[2] referiram que o Molloplast-B apresentava o valor mais elevado de resistência à tração e a melhor capacidade de enchimento entre os materiais de revestimento macio e quase não sofria alterações. **Mustafa Murat Mutluay et al**[44] concluíram que os materiais de revestimento ou os agentes de ligação devem ser capazes de inchar a superfície de PMMA da base da prótese de forma satisfatória e que as moléculas de monómero adequadas devem estar disponíveis no momento do inchaço para penetrar na camada superficial. Não deve ser formada uma camada limite fraca na interface. Os monómeros ou solventes utilizados para melhorar a ligação devem ser compatíveis com os polímeros do revestimento e da base da prótese. **Emmer et al**[25] , **Dootz et al**[22] que referiram que a resistência à tração dos materiais de revestimento macios aumentava após o armazenamento em água. Contudo, não é possível fazer uma comparação direta destes estudos devido aos diferentes testes mecânicos e protocolos de investigação utilizados. Foi referido que os materiais de revestimento de próteses moles com uma resistência de ligação de 10 libras por polegada (4,5 kg/cm2) são aceitáveis para utilização clínica. Considerando este critério, as amostras testadas apresentaram uma resistência de união satisfatória à resina PMMA polimerizada da base da prótese. No presente estudo, as resistências de ligação à tração de todos os espécimes tratados com pré-superfície diminuíram em soluções de bebidas, mas não se observaram diferenças estatisticamente significativas com a duração do tempo. Quando imersos, os revestimentos de próteses moles sofrem dois processos: lixiviação de plastificantes e outros materiais solúveis e absorção de água e saliva. O equilíbrio entre estes dois processos afecta tanto a conformidade como a estabilidade dimensional da prótese. O material Molloplast-B não demonstrou qualquer separação inicialmente e mais tarde e pode ser considerado como a melhor adesão ao material acrílico de base.

A diminuição da resistência da ligação deveu-se à hidrólise da ligação pela Pepsi combinada com a concentração de tensões e o aprisionamento de ar na área da interface de ligação. Este resultado pode ser atribuído à composição ácida e básica da Pepsi que provoca a hidrólise do PMMA. O PMMA contém um grupo éster que é facilmente hidrolisado por ácidos e bases, transformando-se em carboxilato e álcool. No presente estudo, a resistência à tração de todos os grupos diminui, mas não é estatisticamente significativa após 7 dias. Estes resultados estão parcialmente de acordo com **A Safari**[60] que sugeriu que a solução de bebida não causaria efeitos deletérios significativos na dureza e propriedades de ligação de materiais de revestimento macio temporário em comparação com a água.

Nistha Madan[57] sugeriu que a força de ligação do Mollosil aumentou após a termociclagem, enquanto a do Molloplast-B diminuiu após a termociclagem. Registou-se uma alteração considerável nos valores da força de ligação dos revestimentos Mollosil e Molloplast-B após a termociclagem. A resistência de união do Molloplast-B diminuiu, o que pode ser atribuído à elevada absorção de água causada pelo teor de carga. Esta redução da resistência de união pode ser o resultado do inchaço e da acumulação de tensões na interface de união ou da alteração das propriedades viscoelásticas do material de revestimento macio, que se torna mais rígido e transmite cargas externas para o local de união. O sucesso funcional dos revestimentos moles depende muito da ligação às resinas da base da prótese. A atmosfera funcional é muito hostil à adesão. A cavidade oral está inundada de saliva e os fluidos consumidos variam muito em termos de pH e temperatura.

Limitações **deste estudo:**

> A força de ligação à tração diminui tanto na água destilada como na solução de bebida, mas estatisticamente não se observa uma diferença significativa após o dia 7, pelo que é necessário um estudo mais aprofundado para aumentar a duração do tempo.

> A variação na resistência de união à tração pode dever-se à termociclagem. Por isso, é necessário um estudo mais aprofundado sobre o efeito da termociclagem na resistência de união à tração do material de revestimento macio.

> É necessária uma avaliação microscópica do comportamento de ligação do material de revestimento de prótese macia com a base de prótese pré-tratada.

> A seleção do material não é apenas influenciada por propriedades específicas, mas também depende da situação clínica. Os estudos laboratoriais simulam um ambiente oral; no entanto, nenhuma simulação é totalmente exacta. O ambiente de teste mais adequado é o intra-oral, o que exige a confirmação dos resultados do estudo in vitro com um estudo complementar in vivo.

CONCLUSÃO

Os valores significativos (P) para este estudo são 0,05

Dentro das limitações deste estudo *in-vitro*, foram tiradas as seguintes conclusões:

1. A resistência mínima à tração exigida para utilização clínica é de 0,44 Mpa ou 4,5 kg/cm^2 . Verificou-se que a resistência à tração de todos os espécimes era superior a 0,44 Mpa, pelo que todos os métodos de tratamento de superfície são clinicamente aceitáveis.

2. Ao comparar a resistência da ligação à tração nos quatro grupos cetona, jato de areia, ranhura e monómero, em comparação com os grupos polidos de controlo, não se verificaram diferenças significativas com a duração do armazenamento.

3. A solução de bebida não tem qualquer efeito significativo na resistência de ligação à tração do material de revestimento de próteses Molloplast- B após vários pré-tratamentos de superfície.

4. A resistência à tração da superfície polida (1,25 Mpa) e do grupo tratado com pré-superfície de monómero (1,26 Mpa) em água destilada é inicialmente máxima, mas diminui gradualmente com o tempo de armazenamento.

BIBLIOGRAFIA

1. Lammie GA, Storer R. Um relatório preliminar sobre plásticos de prótese resilientes. J Prosthet Dent 1958;8:411-24.

2. Aydin AK, Terrioglu H, Akinay AK, Ulubayram K, Hasirki N. Resistência de ligação e análise de falhas de materiais de revestimento à resina de dentadura. Dent Mater 1999:15:211-8.

3. Travaglini EA, Gibbons P, Craig RG. Revestimentos resilientes para dentaduras. J Prosthet Dent 1960;10:664-72.

4. El-Hadary A, Drummond JL. Estudo comparativo da sorção de água, solubilidade e resistência à tração de dois materiais de revestimento macio. J Prosthet Dent 2000;83:356-61.

5. Sarac YS, Basoglu T, Ceylan GK, Sarac D, Yapici O. Efeito do pré-tratamento da base da prótese na microinfiltração de um revestimento resiliente à base de silicone. J Prosthet Dent 2004;92:283-7.

6. Eick JD, Craig RG, Peyton FA. Propriedades de revestimentos de dentaduras resilientes em condições de boca simuladas. J Prosthet Dent 1962;12:1043-52.

7. Bascom PW. Materiais de base de dentadura resilientes. J Prosthet Dent 1966;16:646-9.

8. Sauer JL. Uma avaliação clínica do silastic 390 como material de revestimento para dentaduras. J Prosthet Dent 1966;16:650-60.

9. Christensen FT. Técnicas de revestimento para dentaduras completas. J Prosthet Dent 1971;26:373-81.

10. Shaffer FW, Filler WH. Revestimento de próteses completas com um erro oclusal mínimo. J Prosthet Dent 1971;25:366-70.

11. Reisbick MH. Silicone como revestimento de molde de dentadura. J Prosthet Dent 1971;26:382-6.

12. Bernhausen ER. Material resiliente utilizado entre os dentes e a base da prótese: Um relatório preliminar. J Prosthet Dent 1971:25:258-64.

13. Starcke EN, Marcroft KR, Fisher TE, Sweeney WT. Propriedades físicas dos materiais de condicionamento de tecidos utilizados em impressões funcionais. J Prosthet Dent 1972;27:111-9.

14. Kingler SM, Lord JL. Efeito de agentes comuns em materiais intermediários de revestimento macio temporário. J Prosthet Dent 1973;30:749-55.

15. Shen C, Colaizzi FA, Birns B. Resistência das reparações de dentaduras influenciada pelo tratamento da superfície. J Prosthet Dent 1984;52:844-8.

16. Mordie MR, King GE. Avaliação de primários utilizados para a colagem de silicone ao material de base da prótese. J Prosthet Dent 1989;61:636-9.

17. Zafrulla K, Jack M, Stephan C. Características de adesão de material de base de dentadura fotopolimerizável visível ligado a materiais de revestimento resilientes. J Prosthet Dent 1989;62:196-200.

18. Kawano F, Tada N, Matsumoto N. A influência dos materiais de revestimento macios na distribuição da pressão. J Prosthet Dent 1991;65:567-75.

19. Kawano F, Dootz ER, Koran A, Craig RG. Comparação da resistência de união de seis forros de prótese macios com a base da prótese. J Prosthet Dent 1992;68:368-71.

20. Gregory L, Polyzois. Propriedades de adesão de materiais de revestimento resilientes ligados a resinas de dentadura fotopolimerizáveis. J Prosthet Dent 1992;68:854-8.

21. Sinobad D, Murphy WM, Huggett R, Brooks S. Resistência de ligação e propriedades de rutura de alguns revestimentos de dentaduras moles. J Oral Rehabil 1992;19:151-60.

22. Dootz ER, Koran A, Craig RG. Propriedades físicas de 11 materiais de revestimento de próteses moles em função do envelhecimento acelerado. J Prosthet Dent 1993;69:114-9.

23. Kutay O. Comparação das resistências à tração e ao descolamento de revestimentos resilientes. J Prosthet Dent 1994;71:525-31.

24. Wright PS. Observações sobre a utilização a longo prazo de um material de revestimento macio

para dentaduras completas mandibulares. J Prosthet Dent 1994;72:385-92.

25. Emmer TJ, Emmer T, Vaidynathan J, Vaidyanathan TK. Resistência de ligação de revestimentos de próteses moles permanentes ligados à base da prótese. J Prosthet Dent 1995;74:595-601.

26. Arima T, Murata H, Hamada T. Propriedades de resinas acrílicas de relina autopolimerizáveis altamente reticuladas. J Prosthet Dent 1995;73:55-9.

27. Al-athels M, Jagger RG, Jerolimov. Resistência óssea de materiais de revestimento resilientes para várias resinas de base de dentadura. Int J Prosthodont 1996:9:167-70.

28. Al-Athel MS, Jagger RG. Efeito do método de teste na força de ligação de um material de revestimento de prótese resiliente de silicone. J Prosthet Dent 1996;76:535-40.

29. Jacobsen NL, Mitchell DL, Johnson DL, Holt RA. Preparações da superfície da base da dentadura com base e jato de areia que afectam a ligação do revestimento resiliente. J Prosthet Dent 1997;78:153-8.

30. Radford DR, Watsion TF, Walter JD, Chalacombe SJ. Os efeitos da maquinação da superfície na resina acrílica curada pelo calor e em dois materiais de base de dentadura macia: uma avaliação ao microscópio eletrónico de varrimento e ao microscópio confocal. J Prosthet Dent 1997;77:200-8.

31. Yutaka Y, Chai J, Kawaguchi M. Resistência de polímeros de base de dentadura revestidos sujeitos a imersão prolongada em água. Int J Prosthodont 2000;13:205-8.

32. Anil N, Hekimoglu C, Buyukbas N, Ercan MT. Estudo da microinfiltração de vários revestimentos de próteses moles por autoradiografia: Efeito do envelhecimento acelerado. J Prosthet Dent 2000;84:394-9.

33. Eiichi N, Otani K, Satoh Y, Suzuki S. Reparação de resina de base de dentadura utilizando metal tecido e fibra de vidro: efeito do pré-tratamento com cloreto de metileno. J Prosthet Dent 2001;85:496-500.

34.	Takahashi Y, Chai J. Avaliação da resistência de união ao cisalhamento entre três materiais de reembasamento de prótese e uma resina acrílica de base de prótese. Int J Prosthodont 2001;14:531-5.

35.	Robert GJ, Moodhy S, Daryll CJ. Algumas variáveis que influenciam a força de ligação entre o PMMA e o material de revestimento de prótese de silicone. Int J Prosthodont 2002;15:55-8.

36.	Garcia RCM, Leon BL, Olievera VMB, Cury ADB. Efeito de um limpador de dentadura no peso, rugosidade da superfície e resistência de união à tração de dois revestimentos de dentadura resilientes. J Prosthet Dent 2003;89:489-94.

37.	Ozkan YK, Sertgoz A, Gedik H. Efeito da termociclagem na resistência à tração de revestimentos de próteses resilientes à base de silicone. J Prosthet Dent 2003;89:303-10.

38.	Jin C, Nikawa H, Makihira S, Hamada T, Furukawa M, Murata H. Alterações na rugosidade da superfície e na estabilidade da cor de materiais de revestimento de dentaduras moles causadas por produtos de limpeza de dentaduras. J Oral Rehabil 2003;30:125-30.

39.	Rached RN, Powers JM, Antoninha A, Cury. Resistência de reparo de resinas acrílicas autopolimerizáveis, de micro-ondas e polimerizadas por calor convencional. J Prosthet Dent 2004;92:79-82.

40.	Machado AL, Breeding LC, Puckett AD. Efeito da desinfeção por micro-ondas na dureza e adesão de dois revestimentos resilientes. J Prosthet Dent 2005;94:183-9.

41.	Mutluay MM, Ruyter IE, Nat DR, Philos D. Avaliação da adesão de materiais de revestimento duro do lado da cadeira a polímeros de base de dentadura. J Prosthet Dent 2005;94:445-52.

42.	Yanikogtlu N, Denizoglu S. Efeito de diferentes soluções na resistência de união de materiais de revestimento macios à resina acrílica. Dent Mater 2006;25:39-44.

43.	Sarac D, Sarac YS, Basoglu T, Yapici O, Yuzbasioglu E. A avaliação da microinfiltração e da resistência de união de um revestimento resiliente à base de silicone após o pré-tratamento da superfície da base da prótese. J Prosthet Dent 2006;95:143-51.

44. Mutluay MM, Ruyter IE. Avaliação da resistência de união de materiais de revestimento macio a polímeros de base de dentadura. Dent Mater 2007;23:1373:81.

45. Sato T, Takahashi H, Hongo T, Hayakawa I. Efeito da degradação da resina de base de dentadura na resistência de ligação a resinas de revestimento. Dent Mater 2007;26:89-95.

46. Mese A, Guzel KG. Efeito do tempo de armazenamento na dureza e na resistência de união à tração de revestimentos de prótese resilientes à base de silicone e resina acrílica a uma resina acrílica de base de prótese processada. J Prosthet Dent 2008;99:153-9.

47. Jin NY, Lee HR, Lee H, Pae A. Wettebility of denture relining materials under water storage over time. J Adv Prosthodont 2009; 1:1-5.

48. Patil PS, Chowdhary R, Mandokar RB. Efeito do tratamento pós-polimerização por micro-ondas no conteúdo de monómero residual e na resistência à flexão da resina de revestimento autopolimerizável. Indian J Dent Res 2009;20:293-7.

49. Mahajan N, Datta K. Comparação da resistência de união de revestimentos de dentaduras moles de polimerização automática e cura pelo calor com resina de base de dentadura - Um estudo in vitro. J Indian Prosthodont Soc 2010; 10:31-5.

50. Leite VM, Pisani MX, Paranhos HF, Souza RF, Lovato CHS. Efeito do envelhecimento e imersão em diferentes bebidas nas propriedades de materiais de revestimento de próteses. J Appl Oral Sci 2010;18:372- 8.

51. Fabian W, Alena B, Philippini C, Jorge J , Migliorini V, Hellen A. estabilidade de cor de resinas e nylon como material de base de dentadura em bebidas. J Prosthet Dent 2011;20:632-8.

52. Tomida M, Nakano K, Sato M, Matsuura S, Kawakami T. Exame histopatológico do material de revestimento de prótese de silicone adesivo recentemente desenvolvido. Eur J Med Res 2011;16:328-30.

53. Baig MR, Ariff FT, Yunus N. O efeito da preparação da broca na rugosidade da superfície e na

resistência de ligação da resina de base de dentadura de dimetacrilato de uretano. Indian J Dent Res 2011;22:210-2.

54. Kulkarni RS, Parkehedkar R. O efeito dos pré-tratamentos da superfície da base da prótese nas forças de ligação de dois revestimentos resilientes de longa duração. J Adv Prosthodont 2011;3:16-9.

55. Aoyagi Y, Umemoto K, Kurata S. Propriedades químicas do copolímero 1,3-bis(3-metacrióxipropil)-1,1,3,3-tetrametildisiloxano-metilmetacrilato. Dent Mater 2012;31:215-8.

56. Ramakrishnaiah R, Khureif AA, Gujjari AK, Dhakshyani MR. Um estudo comparativo para avaliar a suavidade dos materiais de revestimento de próteses processados a quente e autopolimerizados quando armazenados em água dura e macia - Um estudo in vitro. J Oral Health Comm Dent 2012;6:74-8.

57. Madan N, Datta K. Avaliação da resistência de ligação à tração de revestimentos de dentaduras resilientes à base de silicone de cura por calor e autopolimerização antes e depois da termociclagem. Indian J Dent Res 2012;23:64-8.

58. Atay A, Cetintas VB, Cal E, Kosova B, Kesercioglu A, Guneri P. Citotoxicidade de materiais de revestimento de próteses duras e moles. Dent Mater J 2012;31:1082-6.

59. Phillip JM, Ganapathy MD, Ariga P. Avaliação comparativa da resistência de ligação à tração de um revestimento resiliente à base de acetato de polivinilo após vários métodos de pré-tratamento da superfície da base da prótese e imersão em meio salivar artificial: Um estudo in vitro. Dentisteria Clínica Contemoporânea 2012;3:298-301.

60. Safari A, Vojdani M, Mogharrabi S, Nasrabadi N, Derafshi R. Efeito das bebidas na dureza e na resistência de união à tração de revestimentos macios acrílicos temporários à base de dentadura de resina acrílica. J Dent (Shiraz) 2013;14:178-83.

61. Korkmaz FM, Bagis B, Ozcan M, Durkan R, Turgut S, Ates SM. Resistência à remoção do revestimento de prótese para PMMA e poliamida: abrasão a laser versus ar. J Adv Prosthodont

2013;5:287-95.

62. Rodrigues S, Shenoy V, Shetty T. Resilient Liners: A Review. J Indian Prosthodont Soc 2013;
13: 155-64.

63. Lau M, Amarnath GS, Muddugangadhar BC, Swetha MU, Das KA. Resistência à tração e ao
cisalhamento de materiais de revestimento de próteses duras e moles à resina acrílica convencional
de base de prótese curada pelo calor: Um estudo in vitro. Jornal de Saúde Oral Internacional
2014;6:55-61.

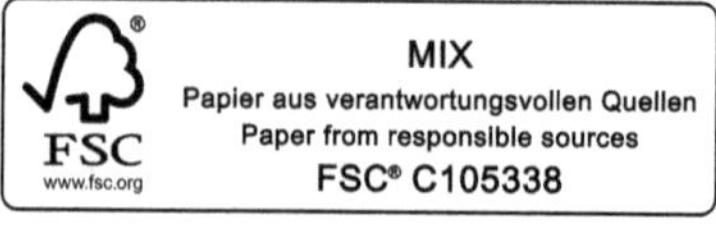

Printed by Books on Demand GmbH, Norderstedt / Germany